放射線被ばくへの不安を軽減するために
医療従事者のためのカウンセリングハンドブック
－3.11. 南相馬における医療支援活動の記録－

【編 著】
千代豪昭

元 南相馬市立総合病院放射線健康
カウンセリング外来室長

クリフム夫律子マタニティークリニック
臨床胎児医学研究所

兵庫医科大学遺伝学講座特別招聘教授

【執筆協力】
古川洋一
　東京大学医科学研究所臨床ゲノム腫瘍学分野教授

室月　淳
　宮城県立こども病院産科部長
　東北大学大学院医学系研究科先進成育医学講座
　胎児医学分野教授

及川友好
　南相馬市立総合病院副院長

放射線被ばくへの不安を軽減するために
医療従事者のためのカウンセリングハンドブック
― 3.11. 南相馬における医療支援活動の記録 ―

定　価：本体 2,900 円＋税

2014年5月10日　第1版第1刷発行

〒 550-0004
大阪市西区靱本町 1-6-6 大阪華東ビル
TEL. 06-6441-2231／FAX. 06-6441-3227
E-mail：home@medicaldo.co.jp
URL：http://www.medicaldo.co.jp
振替口座　00990-2-104175

編　著　千代豪昭
発行人　大上　均
発行所　株式会社 メディカル ドゥ

印　刷　モリモト印刷株式会社

©MEDICAL DO CO., LTD. 2014　Printed in Japan

・本書の複製権・上映権・譲渡権・公衆送信権（送信可能化権を含む）は株式会社メディカル ドゥが保有します。
・ JCOPY ＜（社）出版者著作権管理機構 委託出版物＞
本書の無断複写は著作権法上での例外を除き禁じられています。複写される場合は、そのつど事前に、（社）出版者著作権管理機構（電話 03-3513-6969、FAX 03-3513-6979、e-mail: info@jcopy.or.jp）の許諾を得てください。

ISBN978-4-944157-69-3

推薦のことば

　2011年5月初旬のある日，私は初めて大震災の被災地に足を踏み入れました。そのときの光景は今でも鮮明に脳裏に焼きついています。津波にさらわれた土地には何もなく，大きな漁船が残っていました。体育館を訪れた時には，被災者の置かれた厳しい状況に言葉が見つかりませんでした。震災から2ヵ月あまりが経とうとしているにもかかわらず，段ボールで仕切られた数メートル四方の中に寝具を置いて生活を強いられていた高齢者の健康状態を憂慮せずにはいられませんでした。また，自分自身ががんと戦い，福島まで通院治療を続けながらも，産科医として孤軍奮闘しておられた高橋亨平先生にお会いして，その姿に心を打たれました。

　当時，私は1月に設置された内閣官房医療イノベーション推進室・室長の職にありましたが，南相馬市を訪問したのは，公的な立場ではなく，日本国民が共有していた被災地のために何かできないかという強い思いに駆りたてられ，とにかく現地の様子を見たいと思ったからです。私の内閣官房での仕事は，震災復興とは全く関係がありませんでしたが，被災地の方々の健康を守るために公的でも私的でもいいので何かお手伝いをしたいと考えていた時に，南相馬市立総合病院の及川友好先生から連絡をいただき，訪ねることを即断しました。訪問で感じたことは，「復興対策の遅れ」，とくに「医療ケアに関する無策」でした。

　岩手・宮城・福島の3県の津波被害に加え，福島県は原子力発電所の問題を抱えていました。地震の起きた3月11日以降は東京でも寒い日が多かったので，被災民の方々は大変な思いをされたことは想像に難くありません。タイで津波被災者の健康調査を行っていた研究者からは，症状の軽いものまで含めると約20％の被災者がPTSD（心的外傷後ストレス障害）を発症したとの結果を聞いていましたので，心のケアも重要です。それらに加え南相馬市には，南には原発から半径20kmのラインが，そして北には原発から30kmのラインが引かれており，その間の地域は緊急時避難準備区域の指定がされていました（同年9月30日まで）。緊急避難に備え，厳しい入院制限

がされ，同区域には約2万人以上が生活していたにもかかわらず，病床数は6に制限されていました．脳梗塞，心筋梗塞を含め，緊急の治療が必要な患者さんでも，福島などに搬送することを強いるのは明らかに間違いだったと思いました．発症して2時間近い時間をかけて搬送する間に，取り返しのつかない状態に陥るのは明らかです．この件の改善を含め，被災者の方々の健康のモニタリングや心のケアなど，間接的に国に対して具申しようとしました．しかし，何もできないままに苦悶していた最中，及川先生から「被ばく不安におびえる住民へのカウンセリング」の依頼がありました．東京大学医科学研究所で遺伝外来を担当している古川洋一教授と対応を考えているときに，私の大学の先輩でもあり遺伝カウンセリングを専門としておられる千代豪昭先生が協力いただけるとの話をお伺いし，本書に記されている「放射線健康カウンセリング外来」の設置に至りました．

　政府が情報を隠したことや上から目線の一部学者の「安全を喧伝する」対応で，福島県の被災民の国に対する不信感が募る一方でした．当然ながら，原発に近い住民の方々は被爆に対する不安を抱え，ストレスのかかる日々を送っておられました．3年近く，これらの方々の対応を担ってこられた千代先生たちの活動には頭が下がる思いです．この体験を書にして残す話をお伺いした際には諸手を挙げて賛成しました．本来，この種の対応は国が責任をもってすべきものであると私は思っています．震災直後，多くの学会や大学などが被災地に応援を出そうとしました．私もいくつかの活動に協力しようと思いましたが，大混乱の中ではボトムアップでの活動は多くの混乱を生み出すことを経験しました．非常時の危機対応には，トップダウン型でまとめ上げ，指示を下していくシステムが必要です．ゆったりとした話し合い，調整などをしている間に犠牲者が増えていきます．地震・津波などの天災に加え，いろいろな意味で人災が加わって，被害者が増えたように思います．とくに被災者に対する健康管理体制の構築は今でも不十分ではないかと思います．

　天災や事故など起こってほしくないと祈っていても，これらを回避することは不可能です．しかし，震災後の健康対策などの危機管理体制を十分にすることによって，被災者の健康被害を最小限に防ぐことができます．本書は，

震災後の健康対策に携わった活動の一部を紹介するに過ぎないかもしれませんが，今後の危機対応に際して多くの有用な情報を提供する内容を含んでいます。本書の内容が，今後起こるかもしれない震災対策に生かされることを願ってやみません。また，種々のカウンセリングにも役立つ内容であり，是非とも，医療従事者，行政担当者だけでなく，多くの方々に読んでいただきたいものです。

　最後に，震災後現地に踏みとどまって被災者医療に貢献されてきた南相馬市立総合病院の関係者，そして災害を乗り越えて頑張ってこられた南相馬の方々に敬意を表したいと思います。

2014 年 3 月 11 日
シカゴ大学医学部・中村祐輔
（もと日本人類遺伝学会理事長）

······ まえがき（序にかえて）······

　2011年3月に発生した東日本大震災は原子力発電所の事故を誘発し，広域の地域が放射性物質により汚染され，地域住民に深刻な健康不安を引き起こしました。医療従事者は住民の生命と健康を守るという役割を担っていることは言うまでもありません。しかし，放射線被ばくに原因する健康不安については多くの医療従事者が十分な基礎教育を受けていないため，対応に困ったという声を聞きました。詳細な経過は本文中に紹介していますが，私たちは専門とする臨床遺伝学や遺伝カウンセリングの知識・技術を生かして災害発生直後から約2年間にわたって現地医療機関と協力してカウンセリング活動を行いました。2013年3月にその業務を現地医療機関に引き継ぐ形で終了しましたが，本書はその体験をもとにまとめたものです。今回のような事故は二度と起こってはなりませんが，わが国の自然環境や人的環境を考慮すると，医療従事者としては万一の災害にも準備を怠るべきではありません。その意味で今回の体験を後世に残すことは私たちの責務と考えました。原発事故は広域の低線量被ばくが長期間続くことが特徴です。これからも長年にわたって地域住民の不安は続くことでしょうが，医療従事者の皆さんが住民の不安を受け入れたうえで，正確な情報を発信し続けていただきたいと思います。その時に本書が役立てば本望です。私たちがモットーとしていた「今回の災害体験を健康増進活動に転ずることにより福島県が日本一の健康・長寿県になることも夢ではない」という確信も忘れないでください。

　最後に今回の震災で尊い命を失われた方々に心から哀悼の意を表明させていただきます。また，事故直後から献身的な医療活動を開始され，私たちの活動を支援しながら病に斃れられた原町中央産婦人科医院の故 高橋亨平先生に，尊敬と感謝の意を込め，先生のご冥福をお祈りしたいと思います。

千代豪昭

目次

放射線被ばくへの不安を軽減するために
医療従事者のためのカウンセリングハンドブック
− 3.11. 南相馬における医療支援活動の記録 −

編　著：千代豪昭

元 南相馬市立総合病院放射線健康カウンセリング外来室長
クリフム夫律子マタニティークリニック臨床胎児医学研究所
兵庫医科大学遺伝学講座特別招聘教授

執筆協力

古川洋一（東京大学医科学研究所臨床ゲノム腫瘍学分野教授）
室月　淳（宮城県立こども病院産科部長
　　　　　東北大学大学院医学系研究科先進成育医学講座胎児医学分野教授）
及川友好（南相馬市立総合病院副院長）

推薦のことば ……………………………………………………… 7
　　　　　　　　　　　　　　　　　　　　　　　　中村祐輔

まえがき（序にかえて）………………………………………… 11
　　　　　　　　　　　　　　　　　　　　　　　　千代豪昭

1. 住民の被ばく不安にカウンセリングで介入するために
　「初期援助活動の実施経験から」………………………… 18
　　　　　　　　　　　　　　　　　　　　　　　　千代豪昭

　はじめに（災害医療システムから見た専門的ボランティア活動）
　1-1）活動の準備
　1-2）援助活動の有効性の予測
　1-3）社会心理学的な分析「カウンセリングが可能かどうかの判断」
　1-4）パイロットスタディの実施
　1-5）公的サービスの立ち上げ

1-6) スタッフ間のチームワークの確立をめざして
1-7) 活動の終了

2.「放射線健康カウンセリングの手引き」
－放射線健康カウンセリングの基礎技術－ ················· 34

千代豪昭

2-1)「手引き」作成の背景
2-2) カウンセリングの方法とカウンセラーの基本的態度
2-3) カウンセラーはクライエントとの初回の「出会い」にすべてをかける
2-4) クライエントの緊張を和らげる
2-5) 話の切りだしかた
2-6) カウンセリングを行ってもよいかの判断
2-7) Q:「カウンセリングって,何ですか?」
2-8) Q:「カウンセラーが『好ましい方向にむけて援助する』とのことですが,それは『指示行為』であり,『放射線の安全性の押し売り』に結びつくのではないですか」
2-9) Q:「では,『先生ならどうしますか』と聞かれたら,『私なら○○します』と言ってよいのですね」
2-10) Q:「私には『なぜ指示がいけないのか』どうしてもわかりません。相手は素人なのですから,『安全なものは安全,危険なものは危険』と言ってあげたほうがよいと思いますが」
2-11) Q:「カウンセリングを行って住民の役に立ちたいと思いますが,私には放射線の知識が足りないと思います(ある講演で聞かれた地元医師の質問)」
2-12) Q:「放射線の相談は専門家でなくてはできないと思います」
2-13) Q:「低線量被ばくでも『がん生涯リスク』を0.1%増加するとありました。1000万人の集団なら3500人ががんで死ぬことになります。これを『心配するな』と言っても無理ではないでしょうか」
2-14) カウンセラーは政治的に中立の立場を守る必要がある

2-15）専門知識をふりかざすクライエントへの対応－その1
2-16）専門知識をふりかざすクライエントへの対応－その2
2-17）クライエントの知識を過大評価してはいけない
2-18）保証を求めるクライエントへの対応－その1
2-19）保証を求めるクライエントへの対応－その2
2-20）クライエントが明らかに好ましくない選択に向かっている時の
　　　　カウンセラーの対応
2-21）クライエントの自己確立をめざすには
2-22）ナラティブ技法の被ばくカウンセリングへの応用
2-23）カウンセリングの終わり方

3. カウンセリングの記録方法 …………………………………… 64
千代豪昭

3-1）POS記録はなぜ被ばくカウンセリングに向いているか
3-2）POS記録の書き方
3-3）カウンセリング記録の実際

4. Q&A集
1. 放射線被ばく量と健康 ……………………………………………… 80
2. 妊婦の被ばくと健康 ………………………………………………… 87
3. がんと健康 …………………………………………………………… 100
4. 内部被ばくと健康 …………………………………………………… 105
5. 被災地における生活と健康・子育て ……………………………… 113

千代豪昭・古川洋一・室月　淳・及川友好

5. 参考資料／放射線被曝への不安を軽減するために
　　　－遺伝カウンセリングの専門家が語る放射線被曝
　　　　の知識－ ……………………………………………………… 124
千代豪昭

6. 執筆協力者からのメッセージ
　　放射線健康カウンセリングを振り返って ………………………… 156
　　　　　　　　　　　　　　　　　　　　　　古川洋一
　　南相馬の放射線健康カウンセリング活動で自分自身をみつめなおす
　　　　………………………………………………………………………… 159
　　　　　　　　　　　　　　　　　　　　　　室月　淳
　　原子力災害被災地域から ……………………………………………… 169
　　　　　　　　　　　　　　　　　　　　　　及川友好
　　震災を乗り越え南相馬で生活するということ ……………………… 175
　　　　　　　　　　　　　　　　　　　　　　小野田克子

あとがき・謝辞 …………………………………………………………… 179
　　　　　　　　　　　　　　　　　　　　　　千代豪昭

索引 ………………………………………………………………………… 184

15

1

住民の被ばく不安に カウンセリングで 介入するために

「初期援助活動の実施経験から」

1 住民の被ばく不安にカウンセリングで介入するために
「初期援助活動の実施経験から」

はじめに（災害医療システムから見た専門的ボランティア活動）

　今回の東日本大震災（2011年3月11日，震源地：三陸沖）は典型的な自然災害で，災害医療の対象です。わが国では阪神・淡路大震災（1995年1月）を契機に本格的な災害医療システムが整備され，その後の大規模災害への対応体験を経て，組織的にもマンパワー的にも向上しています。しかし，今回の地震により併発した原発事故による原子力災害は，被爆国日本といっても，ほとんどの住民が初めて体験する大規模災害でした。災害医学の立場からは自然災害に連繋して発生した人為災害と言えるでしょう。その対応には放射線防護医学という高度に専門的な知識や技術が必要なため，従来の災害医療の範疇だけではとうてい対応できません。初期対応から中・長期的対応まで，国家的な組織を背景に対応する必要もありますが，そのシステムはまだでき上がっているとは言えません。

　阪神・淡路大震災では各地から駆けつけたボランティアが大活躍し，わが国の「ボランティア元年」とも称されました。その後，NPOとしてボランティアの組織化も進み，災害復興の一翼を担う戦力として育ってきたと言われています。今回の東日本大震災でも多くのNPOが現地入りをして活動していることは読者の皆さんもご存知でしょう。ただ，今回の原発事故では放射性物質の汚染が広域に拡がったため，被災地住民だけではなく国民的な深刻な不安を引き起こしました。阪神・淡路大震災の時代と違って現代は高度の情報化社会であり，報道やインターネットを通じて，「不安の拡大」には深刻なものがありました。決して悪意から出たことではなくても一部の情報は心ない風評へと発展し，被災地住民の心理的不安を著しく増大させるという現象も起こりました。被災地住民にとっては，自らの健康被害という1次的な

被害だけでなく,生活不安や家族関係,次世代への不安,さらには復興活動への支障など2次的,3次的な問題にまで不安の影響が発展します。後に解説しますが,心理的な不安に対応するには初期対応が重要です。不安が固定化してしまうと復帰が難しく,生活全般にわたって悪影響が出ます。阪神・淡路大震災では大規模災害では初めてPTSDと呼ばれる精神的な災害後遺症対策が重要であることが判明しましたが,原発事故に起因する初期不安については,わが国ではほとんど対応が考えられていませんでした。その要因の1つに,国民はもちろん,住民の健康を守るべき医療従事者さえも放射線被ばくについての科学的な理解が不足していたことが指摘できると思います。

ここに,放射線と健康問題について医学的な基本知識をもっていて,さらにカウンセリングの技術をもっている医療従事者が新しいタイプのボランティア活動を立ち上げる可能性があったわけです。この章では,原子力災害が起こった時に,医療従事者が現地に入ってカウンセリング活動を行う際に,どのような準備や組織が必要かを私たちの体験からまとめてあります(図1)。

東日本大震災と原発事故(概要)

2011.3.11(14:46)地震発生
　　3.12　福島第一原発1号機事故
　　3.14　同　2,3号機事故

3.14〜3.15　I^{131}大量排出(10兆Bq/秒)
　　その後の広域低線量被曝の継続

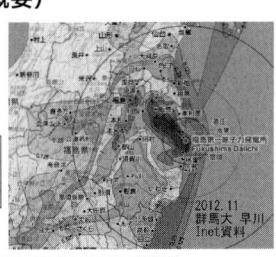

私たちの活動

2011.4　小冊子「放射線被曝への不安を軽減するために」配布
　　　　(日本遺伝カウンセリング学会,他)
2011.5〜2012.12
　　　　パイロットスタディ(原町中央産婦人科医院)
2012.7〜2013.3
　　　　南相馬市立総合病院放射線健康カウンセリング外来

図1　原発事故の発生と私たちの行動
＊放射性物質拡散図は早川由紀夫．Inet資料(hayakawa-6th-edition-google.jpg)から改編引用．

ボランティアとして外から被災地に支援に入る場合だけでなく，現地で被災者住民に対応しなくてはならない医療従事者にとっても参考になることを祈っています。

1-1）活動の準備

　活動の準備の段階から基本的事項を解説したいと思います。広域の住民が被ばくするような事故は二度と起こってはなりませんが，わが国の実情からは今後も起こりえると考えておくべきです。地震など天然災害が事故の背景にある場合は特にそうですが，被災地では社会資源が崩壊し，マンパワーも絶対的に不足します。このため災害支援は被災を免れた周辺地域のマンパワーが主役になります。ニーズのあるところに自らの身の危険を冒してでも飛び込んでいくのは医療従事者の本能ですが，的確に住民の不安に対応するためには，効果性・継続性など十分な計画が必要です。個人的な善意だけで現場に飛び込むと，かえって住民に迷惑をかける可能性もあります。動機は善意であっても個人的活動は，災害復興の主役である行政や様々な立場の社会活動に影響しますので，本当に住民のためになる活動をめざすなら慎重な行動が必要です。災害援助の基本ですが，準備から実施までのプロセスを**表1**にまとめました。

1-2）援助活動の有効性の予測

　原子力災害では，国や地方行政が中心となって放射線や放射線防護医学の専門家の協力のもとに，直ちに各地の被ばく線量を測定し，緊急避難勧告や

表1　援助活動（カウンセリング）実施に向けたプロセス

1) 必要性・有効性の予測
    ・災害救助，放射線防護医学的介入の優先
    ・社会心理学的背景
2) パイロットスタディ
3) 継続的な援助システムの構築
4) 活動の終了

避難準備勧告など住民の避難行動に介入しなければなりません。今回の福島の事故では日本とアメリカの緊急避難の考え方が異なり，混乱しました。わが国では「いたずらに不安を煽るとかえって混乱する」との判断から，避難地域の指定を最小限に絞る傾向がありました。この場合は，指令を出す関係者の現状把握能力や放射線被ばくに関する知識が不十分な状況では非常に危険です。アメリカはスリーマイル原発事故の経験から，まず危険地域を絶対安全と予測される広い地域にまで拡大し，確認後に狭い地域に絞り込んでいく方法をとりました。これは理想的な方法ですが，アメリカ国内でも，もし人口密度が高い地域で事故が起こった場合，このような方法が採用できたか疑問を指摘する研究者もいます。いずれにせよ，事故直後の現場は大混乱します。災害医学の立場からは，住民の避難誘導と同時に被害者の救援活動も行う必要があります。詳細は放射線防護医学の成書を参考にしていただきたいのですが，放射線事故の場合は，

①専門家による現場のリスク評価
②放射線防護医学の専門家の指揮による救援活動
③長期的な健康調査と評価

と段階をふまえた専門的な介入が，全般的な災害対策の進行に連繋して行われねばなりません。放射線事故は救援スタッフの2次的災害の可能性がありますので，専門家の協力が必須です。また，放射線事故の災害復興には長期的視野にたった公的な活動（国，行政）が中心になります。

　さて，われわれが行おうとしている災害援助の一助としての被ばくカウンセリングは，これらの全体の流れを理解したうえで，医療独自の立場から住民の不安に対応するのが目的です。事故直後の混乱期が一段落してからカウンセリング活動を計画すべきでしょう。

　特に注意していただきたいことは，カウンセリングは個人対応が原則です。事故直後の集団的なパニックコントロールをめざしてはいけません。これは行政など災害対策の流れの中で心理学や災害社会学の専門家の協力のもとに行われるべきです。また，精神科医など専門スタッフの協力なしで本格的な危機介入を行おうとしてはいけません。また，興奮した住民からカウンセラーの活動が「原発の安全神話のキャンペーン」の推進や逆に「反原発運

表2 被ばく不安に向けたカウンセリング

- 健康不安への対応
  - 自己理論，行動変容技法，危機介入技法，ナラティブ技法など
  - 遺伝カウンセリングの理論・技術の応用，ケア理論・技術
- 原則として科学的なエビデンスに基づく
  - ICRP，BEIR の評価，広島・長崎，チェルノブイリの調査，放射線医学の専門家との連携
- 集団ではなく，個別的対応
- 原則として短期的対応を優先
- 政治的中立性

動」ととられないような配慮も必要です。このようなカウンセリング活動をする立場から，われわれの立場と心構えを**表2**にまとめました。

　住民への不安に対する介入はカウンセリングの理論や技術が応用できます。被ばくカウンセリングが心理カウンセリングと異なる点は，その方法にあります。同じカウンセリングでも，被ばく線量など科学的なデータから安全性と危険性を判断して住民の不安に対応するなど，医学・科学的なエビデンスを重視するところです。クライエントの被ばく線量，その健康影響に対する評価が重要なデータになります。私たちは公表された当時の空中線量の値から，「年間の被ばく線量（残留するセシウムによる）は1人あたり10mSv を超えることはないだろう，その値では少なくとも短期的には健康被害は無視できる」との確信のもとに南相馬市で被ばくカウンセリングを行うことにしました。この判断は専門家の意見を聞いて迅速に行わなくてはなりません。また，カウンセリングは一般の医療活動と同じで個人を対象とした対応です。科学的な調査や疫学調査に基づいた行政による本格的な集団対応が可能になるまでの，比較的短期的な活動と考えるべきでしょう。

1-3) 社会心理学的な分析「カウンセリングが可能かどうかの判断」

　現地の住民の不安の程度を社会心理学的に評価しておくことは準備として重要です。一番よいのは現地の保健・医療従事者の意見を聞くことですが，それができない場合は報道やインターネット情報が役立つでしょう。放射線

表3 「不安」の進行仮説

第1段階：不安の認識
　　　　　・自らの経験，知識をもとに解決を試みる
第2段階：不安の拡大
　　　　　・他人の助けを求める　　啓発活動，カウンセリングが有効
　　　　　・社会性の維持，強い復帰願望
第3段階：不可逆的な段階（病的状態）
　　　　　・うつ状態，パニック障害，　　　精神科医，心理専門職
　　　　　　全般性不安障害
　　　　　・強い精神・身体症状の発現
　　　　　・復帰願望は必ずしも強くない
第4段階：偏った適応状態（各種の問題発生，好ましい状態とはいえない）
　　　　　・行政や権威への不信感が固定，自分の意志で行動

　　　個別の対応（保健・福祉・医療従事者，カウンセラー）
　　　不安増強要因の解決や対応（行政，報道関係者）
　　　長期的な教育的介入（教育者，専門家）

カプランの危機展開理論を基に組み立てた仮説　Chiyo, 2011

　被ばくが原因の不安の進行について，筆者はカプラン[注]の危機感展開理論をもとに**表3**のような仮説をたてました。
　「第1段階」は危機を認識した直後の段階で，私たちは自らの体験や知識から不安を解消しようと試みます。解消できないと次の段階に移行します。
　「第2段階」では不安解消のために情報を集めたり，他人に助けを求めます。この段階の不安に対しては，適切な情報提供や集団を対象とした講演会なども有効です。医師やカウンセラーを訪れるのは多くはこの段階で，本人の事故以前の状態への復帰願望が強いので，対応は比較的容易です。不安が極度に大きかったり，適切に対処がされないと，次の段階に移行します。
　「第3段階」は，不安が極度に高まった状態です。自殺や反社会的行動も

注）G. カプランは精神医学の立場から危機感の展開理論を提唱しました。予防医学で有名な「1次予防，2次予防，3次予防」の概念を初めて提案し，ケネディ大統領を介してアメリカの地域精神保健政策に影響を与えたことでも有名です。

起こりやすい危険な状態です。この段階では「不安から免れたい」気持ちが前面に出て，必ずしも前の状況に戻りたいという復帰願望が強くない特徴があり，「不可逆的段階」とも呼ばれます。不安に原因する精神・身体症状が発現することも多く，カウンセリングだけで対応してはいけません（自殺などの危険性があるので，カプランの第3段階ではカウンセリングは禁忌とも言われるくらいです）。精神科医など専門医療と緊密に連携する必要があります。ただ，この段階はそれほど長くは続かずに（強い危機感の場合でも2週間以内）次の段階に移行します。人間のストレス対応能力には限界があり，防御反応である次段階に移行することが原因です。

　最後の「第4段階」は「見掛け上は安定している段階」です。一見，正常な社会生活を維持しているように見えますが，実は偏った安定状態なのです。筆者が福島の原発事故発生から3ヵ月経過して現地に入った時は，ほとんどの住民が最終段階の「第4段階」に入っていると感じました。住民は復興の遅れや不安が解消されないなどの原因から，行政に対する強い不満や，放射線専門家の発言に対する不信感などが定着していました。この状況下ではカウンセリングは極めて困難です。講演会や説明会を利用して科学的に正しいと思われる情報を提供したいと思っても，住民にはそれが正しいかどうか信じることができません。この段階では集団を対象とするのではなく，個人を対象として，時間をかけた専門的なカウンセリングが必要になります。

1-4）パイロットスタディの実施

　事前の情報収集によって，ある程度の予測がついた段階で，とりあえず現地に入って，さらに詳しく情報を集めなくてはなりません。「走りながら考える」も災害援助の基本でしょう。筆者は，南相馬市で唯一，産科診療を継続されていた故高橋亨平先生（2011年6月には避難先から南相馬市原町に戻られ，診療を再開されていました）の活躍をテレビの報道番組で拝見し，東北の産婦人科医の友人に紹介を頼んだうえ，直接に電話連絡をとって現地でお手伝いをさせていただくことにしました（**図2**）。これはパイロットスタディが目的です。カウンセリングは相手の不安を理解することが大切ですが，現場の1例1例の体験が，カウンセリングにあたり準備すべきデータは

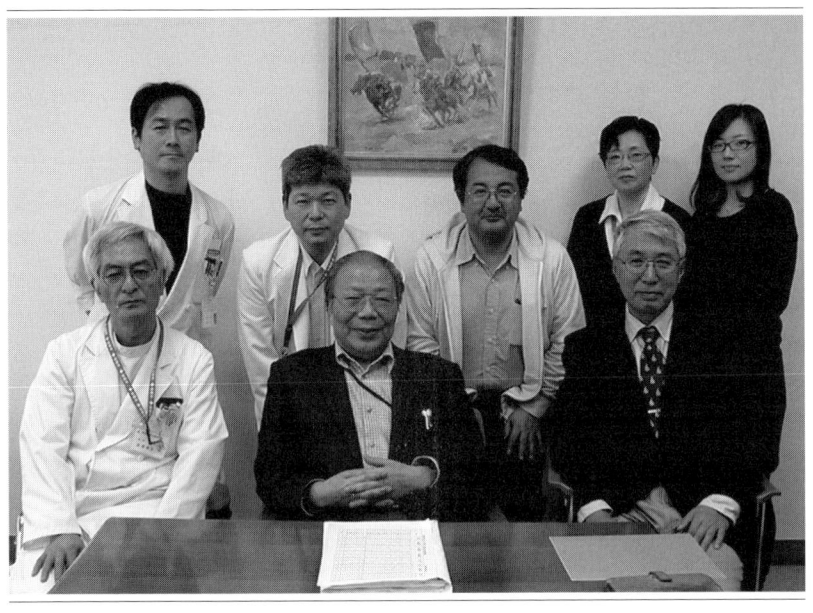

図2 外来立ち上げ検討会
後列左より:安部　宏先生,及川友好先生,室月　淳先生,林　薫さん,
　　　　　石崎美奈子さん
前列左より:金澤幸夫先生,高橋亨平先生,筆者

何か,カウンセリング技法の選択など,貴重な判断材料になります。単なる情報提供だけではダメだということはすぐに判明しました。報道,行政,放射線の専門家など,権威に対する不信感が強かったにもかかわらず,医師や医療従事者への信頼感はまだかろうじて残っていると感じられたので,カウンセラーは医師のほうがよいとの判断も得ることができました。また,お目にかかったクライエントの一人ひとりが,地震・津波・放射線被ばくと凄まじい災害を自らの知恵と決断で辛くも最悪の事態を逃れてきた方たちばかりであることに気づきました。安全な場所から来たわれわれとは根本的に違います。カウンセラーである医師が「自分は専門家だ,住民を救う立場の専門職だ」など「上から目線」の態度では,誰からも相手にされないでしょう。まず,クライエントの事故体験を詳しく聞かせていただくというカウンセリ

ングのスタイルの重要性もパイロットスタディから確信しました。クライエントの勇気ある行動を傾聴し，心から敬うことによって，クライエントの自己確立を誘導するのです。その結果，困難な現実に立ち向かわせるといった，ナラティブカウンセリング技法も応用できるのではないかと感じました（詳しい話を聞くことは被ばく線量の推定にも役立ちます）。多くのクライエントの不安の背景には，共通した「科学的に正しくない理解」や「病的な心理状態」があり，問題点を類型化して対応を準備しておくことも可能と感じました。そのために対応する医師は，エビデンスに基づいたデータや理論をあらかじめ勉強しておかねばなりませんし，普段からカウンセリングなど心理対応の経験を積んでおかねばなりません。このように援助活動を実施するうえで，貴重なデータがパイロットスタディから得ることができます。原町中央産婦人科における具体的な活動内容は文献を参照して下さい（千代豪昭：放射線被曝の不安にいかに対応するか－遺伝カウンセリングの立場から，医学のあゆみ 240 (8)，671-677，2012 / NPO 遺伝カウンセリング・ジャパンの HP に全文掲載）。

1-5）公的サービスの立ち上げ

南相馬市では事故後半年以上たってようやく市立病院の機能が一部再開されました。住民の内部被ばくを検査するホールボディカウンター（WBC）も設置され，1 年後には住民の被ばく不安に対応するためのカウンセリング専門外来の開設が計画されました。筆者は病院スタッフと協力してボランティア活動（パイロットスタディ）の体験をもとに，「放射線健康カウンセリング外来」の設置にむけて構想を練りました。「包括的な健康不安への対応」をめざして（図 3），「医師による健康カウンセリングという形で個人対応する」という基本方針のもとに，週 1 回の定期的な外来業務の継続，応援医師と院内スタッフのペアによる外来業務，院内各科との連携，地元医療機関との連携，公的な保健サービスや NPO との連携，公報による住民への周知などの計画をたてました（図 4）。

この「外来」は 2012 年 7 月から 2013 年 3 月末まで市立病院の正式な事業として設置し，外来は各臨床部門と並んで院長・副院長の直属の独立部門

として位置づけました。外来のスタッフは市立病院のスタッフから兼務発令された医師・助産師・看護師が主力で，外部から応援参加した複数の非常勤医師が加わります（図5）。チームのスタッフはそれぞれの臨床領域の専門家（必ずしも放射線の専門家ではない）からなりますが，共通の理念として，

・不安を有する住民に正しい情報を提供し，自律的に決断できるよう援助するカウンセラーとしての役割

医療従事者の立場から，クライエント個人や家族の健康に関する不安を少しでも解決できるようお手伝いをする

　南相馬市における経験では，国や専門家への不信が続く一方，医療従事者への信頼は維持されていると確信した

個人を対象としたカウンセリングの形態

医療従事者による健康相談の一環として

対応する

図3　放射線健康カウンセリング室：目的とスタンス

・期間：2012年7月～（2013年4月から常勤医による常設）
・スタッフ
　　応援医師6名（小児科医，内科医，産婦人科医，精神科医）
　　　　　うち臨床遺伝専門医資格3名，放射線防護医学の専門医1名
　　常勤医師とのペア態勢（サービスの継続性が目的）
　　看護師（看護部長，外来師長）
・位置づけ：病院長直属の専門外来として
・連携：南相馬市保健所母子保健係，
　　　　NPO団体（除染など）
・活動：週1回（2時間×2件）
・カウンセリング記録の共有

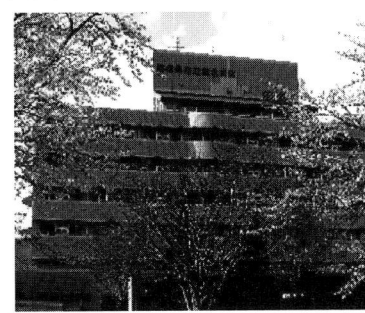

図4　放射線健康カウンセリング外来（南相馬市立病院）

1. 住民の被ばく不安にカウンセリングで介入するために 「初期援助活動の実施経験から」

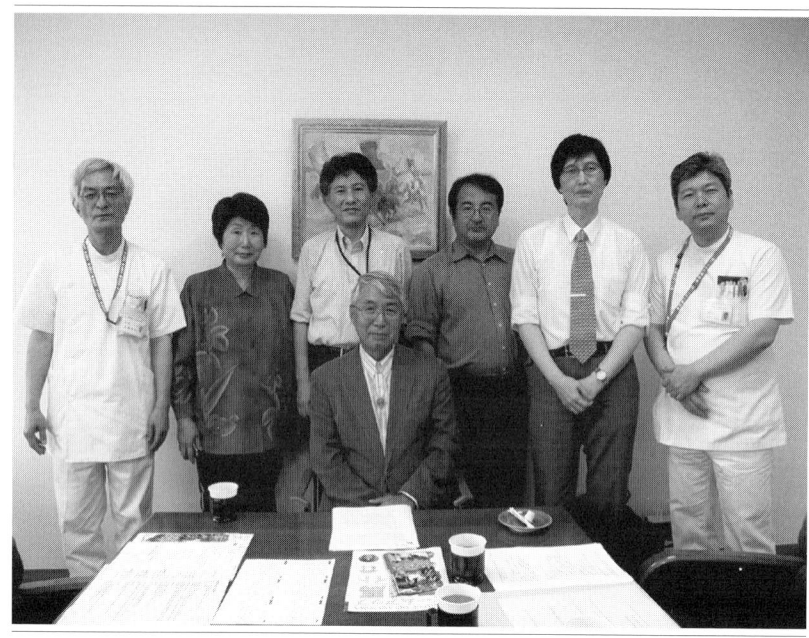

図5 応援スタッフ
後列左より：金澤幸夫先生，北川恵以子先生，古川洋一先生，室月　淳先生，
　　　　　　細井義夫先生，及川友好先生
　　前列：筆者

・放射線を環境要因の1つと考え，医療の専門家としてクライエントの内因性の健康課題や生活習慣の問題に介入し，健康増進の立場から包括的に取り組む
・外来スタッフのチームだけでなく，病院スタッフ全員が住民の不安や健康管理を強力にサポートするという姿勢
・住民の生活の場に関わる地域保健活動との連携を重視
・「一般的な話」ではなく，「あなたの問題を考える」というスタンス
・カウンセリングは啓発活動ではないので，決して「被ばくの安全性を押し売り」したり，いたずらに「危険性」を強調しない
・国の政策や原発問題には中立の立場
を確認しました。

1-6) スタッフ間のチームワークの確立をめざして

　カウンセラーとして住民の対応にあたるスタッフは，内科医，小児科医，産婦人科医，外科医，放射線科医，精神科医など，様々な専門性をもつ医師や助産師，保健師，看護師から構成されました。今回の対象住民は地震・津波という甚大な災害による生活不安や家族の喪失・離別などの悲しみが背景にあります。また被ばくの不安は自らの健康だけではなく，妊娠・育児・生活全般に関わり，これらを包括的にケアしていかないと問題解決に至りません。病院だけでなく，地域の資源を有効に活用することも大切で，カウンセラーは自分の専門性にこだわってはいけません。POS（問題解決型システム）の考え方ですが，クライエントが抱える問題を総合的にリストアップしたうえで，「自分が解決できる問題と，できない問題」，「役割分担」，「緊急度」を整理し，クライエントの問題が包括的に解決できるようコーディネートする必要があります。このような考えから，チーム対応が重要です（図6）。平時から看護師，保健師，ケースワーカーなどのコメディカルスタッフによる「地域連携室」を設置して地域の保健医療資源と連携を行っている医療機関は少なくありません。われわれの活動でも看護師や保健師の役割は重要と

・スタッフ間の連携（専門医，放射線防護医学専門医など）
・院内連携（専門各科，WBC検査，検診チーム）
・地域連携（診療所，保健所，市役所，NPO）

カウンセリング室担当看護師の役割	予約受付とプレカウンセリング 担当カウンセラーへの振り分け カウンセリング記録の管理 コーディネーション フォロー チームカンファレンス
カウンセリング記録（POS記録）	記録としての重要性 サービス体制の伝承 スーパービジョン（指導，学習） チーム連携

図6　チームワーク体制の構築

考えられました。医師と異なって看護師はクライエントの問題を包括的に診断（看護診断）することに慣れています。予約受付の際の簡単なプレカウンセリングで、クライエントの不安の所在を大まかに把握し、カウンセリングに陪席することにより、医師とは異なった面からクライエントの不安を診断することができます。カウンセリングで問題解決していないと思われた内容についてはカウンセラーと相談して必要なコーディネート作業を行うことも業務の質を高めるでしょう（2回目のカウンセリングの予約、あるいは院外の資源への紹介など）。また、カウンセリング終了後にクライエントのフォローを行うこともカウンセリングでは重要です（「問題が適切に解決されたか」、「不安の評価」など）。これは電話でもかまいません。「本日のカウンセリングは如何でしたか」とカウンセリングの効果を評価し、必要に応じて次回のカウンセリングにつなげていきます。

また、カウンセリングに関わるチーム対応で最も重要なことは、「記録の共有」です。医師スタッフ同士の連携、医師/コメディカルスタッフ間での業務連携は共有された記録が「要」になります。このためにはPOS記録が有効です。われわれの活動が終了した段階で、そのノウハウを常勤医師へ継続する必要がありますが、この場合も記録が重要になります。また、カウンセリングは個人対応であり、閉鎖的な空間で行われるため、上級者の指導は事後に記録をもとに行われることが多いのです。スーパービジョンという見地からも記録は重要です。もちろん、カウンセリング記録は高度な個人情報ですから、適切な管理体制が必要です。

1-7) 活動の終了

被災地以外の地域から応援に入った医師の自己犠牲的な活動が背景にある援助活動は、その終了のタイミングを見計ることも大切です。われわれは次のような問題を議論しました。
・ボランティア医師の自己犠牲的サービスの限界度の判断
・カウンセリングへの個人ニーズの変化（件数、内容）
・被災地をめぐる行政その他の状況変化（予算、協力度）
・支援活動の停止が被災地に及ぼす影響の予測

・サービス業務が平時の医療活動に継続可能か
・その他の社会的判断

　遠隔地からの医師の応援は，医師個人にとってもかなりの負担です。われわれの場合，復興が進行するにつれて，もともと少なかった宿泊施設はどこも満室状態で，医師は病院の空き病棟に寝泊まりする状況でした。筆者は復興の拠点として優先的に復旧された「道の駅」で自衛隊，警察車両，作業車に混じって車中泊をしながら活動しました。また，病院にとっても外来運営の予算や人員の確保など，少なからぬ負担があります。とくに看護師不足は深刻で，われわれの応援には看護部長や外来師長が多忙な時間を割くという状況でした。

　災害2年目になり，市立病院は各部門で医師の応援派遣など効果が現れてきました。平時の医療体制に少しずつ戻ってきたのです。放射線被ばくと健康に関する知識も，事故直後と比較すると医療スタッフの多くが経験を積み，対応もできるようになりました。クライエントのニーズも「知識不足による強い不安」から，「恒常的な生活を前提とした」相談に変りつつありました。除染の相談や，妊娠・子育てなどの相談，避難地からの帰宅に向けた相談などがその例です。短期的な災害援助から，中・長期的援助体制の構築が必要な時期になりつつあると感じました。

　現地の社会情勢の変化も活動を停止する判断に重要です。事故から2年が経過した現地では小学生が個人用の線量計を持って外出するような状況ですから，住民の放射線に関する知識は極めて高いものになってきました。今後も育児や妊娠に関する不安は継続すると思われますが，事故直後のような混乱状況はありません。また，避難生活の持続や補償問題，原発反対運動など，住民の間で新たに微妙な社会情勢が生れてきたと感じました。

　住民（とくに若年者）の健康対策や，妊娠・子育て不安など，医療がかかわる問題はまだ多くありますが，これらは中・長期対策としては，国や県レベルの行政を背景とした総合的な戦略の中に組み込まれる必要があるでしょう。われわれの活動がめざした，緊急的な対応は1つの区切りをつける必要があると判断しました。

2

放射線健康カウンセリングの手引き
－放射線健康カウンセリングの基礎技術－

「放射線健康カウンセリングの手引き」
－放射線健康カウンセリングの基礎技術－

2-1)「手引き」作成の背景

　被ばくカウンセリング外来をスタートするにあたって，スタッフ〔産婦人科医，内科医（放射線科医），精神科医，小児科医の応援医師に加えて，医師と看護師からなる兼務の院内スタッフ〕にカウンセリングの方法について啓発する必要がありました。応援医師の中には臨床遺伝専門医の資格を持ち，それぞれの専門分野におけるカウンセリングの経験が豊富な医師も複数いましたが，大部分の医師や看護師はカウンセリングの教育を受けていません。臨床遺伝専門医といっても被ばく不安に対するカウンセリングについては未経験の領域です。応援医師の活動は一定期間に限られ，後は地元の医師にその役割を引き継がねばなりません。技術の伝承は必須です。筆者のパイロットスタディにおける経験をもとに「カウンセリングの基本」を重点的に教育するために，「被ばくカウンセリングの手引き」を作成しました。本章ではこの「手引き」をもとに，初めて被ばく不安のカウンセリングを行う医療従事者を対象としたカウンセリングの考え方と方法をまとめます。一般のカウンセリングに関する成書は多数出版されていますが，カウンセリングの場面を想定してできるだけQ&A形式でわかりやすく解説していますので，参考にして下さい。また，事前の研修に加えて，実際に業務を行いながら，カウンセラーとしての立場やカウンセリングの進め方について，スーパービジョンすることにしました。緊急支援活動は「走りながら考える」ことも重要です。

2-2) カウンセリングの方法とカウンセラーの基本的態度

　被ばく不安に対して，どのようにカウンセリングをしたらよいのか，その

方法論が提唱されているわけではありません。私たちは日常,「遺伝カウンセリング」というカウンセリングを行っています。被ばくによる健康不安の原因の1つには放射線被ばくにより引き起こされる遺伝子異常と,その結果起こる「がん」や「先天異常の発生」に対する不安があります。これらはわれわれが日常の遺伝臨床現場で行っている遺伝カウンセリングと共通点が多いと考えました。一般的な遺伝カウンセリングの進め方を**表4**にまとめています。被ばく不安に対しても基本は同じです。具体的には,

① クライエントとの出会い
② 共感的態度の表現
③ 傾聴
④ 被ばくの影響に関する科学的なアセスメントと,不安の背景に関する包括的なアセスメント(社会的・経済的・肉親との離別など)
⑤ クライエント自身の対処技術のアセスメント
⑥ カウンセリングの実施
⑦ カウンセリングの終了
⑧ 各種コーディネーション
⑨ フォロー
⑩ 記録の作成

といった流れになります。**表5**に被ばくカウンセリングに特化した注意点をまとめました。すでに社会現象化した被ばく不安はカウンセリングの立場からも対応は容易ではありません。今回は,医師がカウンセラー役を分担し

表4 カウンセリングの進め方

1. 基礎データの収集と確認
    - 被ばくの種類(外部被ばく,内部被ばく,その他)
    - 被ばく線量の評価
        (必要に応じて専門家にリファー)
    - クライエントの不安とその背景
2. アセスメント(資料収集,タクティクスの決定)
3. カウンセリングの実施
4. 各種コーディネーション,フォロー

表5 被ばく不安へのカウンセリング（基本）

・共感的態度
・不安や危機感を評価し，カウンセリングが可能か判断
・不安を増強している因子の分析と評価（心理学的分析）
・本人の健康に影響を与える被ばくの影響の評価（科学・医学的分析）
・教育的介入（一方的な情報提供ではなく，対話の中で納得させる）
・自己確立にむけて援助（カウンセリング技術）
・社会的介入，社会的支持機構の強化，勇気づけ（チーム介入）
・カウンセリングの計画（必要あれば継続，専門医との連携へ）

『あなたの被ばく量なら今後の生活習慣を改善することで
他府県人より健康が向上することもありますよ』

ましたので，
①命と健康を守る医師としての立場をアピール
②正義・善意・公平性など医療者としての人格を前面に出す
③科学者としての態度は必要だが，住民の不安を理解し，共感的に対応
④エビデンスがない事については謙虚な態度（「安全の押し売り」や「カラ請け合い」をしない）
⑤権威的・評論家的・上から目線は絶対にダメ
などの態度も有効に利用するべきと考えました。

2-3) カウンセラーはクライエントとの初回の「出会い」にすべてをかける

Q：「クライエントと対話が進みはじめるとうまくいくのですが，最初の切りだし方がどうも苦手です」

こう言うカウンセラーは少なくありません。実は「最初の出会い」はカウンセリングでは極めて重要で，いくら経験を積んでも難しいものなのです。クライエントも初めての医師のもとを訪れた時はとても緊張しています。「こんな相談を持ち込んでよいのだろうか」と不安ももっているクライエントは少なくありません。このようなクライエントに対して，初回の出会いでは

「この先生は自分の気持ちをわかってくれそうだ」,「話を聞いてもらえそうだ」と感じさせることがカウンセリングの進行にとって極めて重要です。
・「○○さんですね。お待ちしていました。私が○○です。今日はあなたのご心配なことをうかがって,一緒に相談させていただきたいと思っています」

が定番の切りだし方でしょう。
・「予約を担当した看護師から大体のことは伺っています(あるいは「ご紹介いただいた○○先生からあなたのことは伺っています」)。今日は,○○時まで時間をとっていますので,ゆっくりお話をうかがいましょう」

も,クライエントの不安を解消するのに有効です。クライエントが話している最中に医師が時計を見ると,クライエントは「先生は自分の話を聞きたくないのだ」と感じてしまいます。最初に時間を約束しておくと安心して話ができます。

2-4) クライエントの緊張を和らげる

クライエントの緊張度を観察し,必要あれば「緊張をやわらげる」介入も大切です。緊張していてはクライエントの気持ちは「受け身」的になり,問題解決に向けて意思決定する意欲がなくなります。カウンセラーがクライエントの質問や気持ちを無視(カウンセラーの拒否的態度)したり,イエス・ノーで応えられるような閉鎖的な質問を繰り返すと,クライエントは自分の気持ちをカウンセラーに聞いてもらおうという気持ちが薄れてしまいます。

2-5) 話の切りだしかた

放射線健康カウンセリングでは,被ばく線量の推定がカウンセリングの方向に大きく影響します。このために被ばく状況の聴き取りからカウンセリングを始めることが多いと思います。

カウンセラー:「では,3月11日の地震に気づいてから,あなたやご家族がどのような行動をお取りになったか,詳しくお聞かせ願いますか。被ばくしたかどうかの判断にも必要ですので,メモをとりながら聞かせていた

だきたいと思います」

　この段階はカウンセリングの成功・不成功にもつながる重要な過程です。後で，ナラティブカウンセリングとして解説していますが，イエスかノーで項目別に聴き取るのではなく，クライエントに自由に話をしてもらいましょう。確認の間(あい)の手を入れるのはかまいませんが，話の腰を折らないよう注意してください。
　一般的に次のような点に注意してください。
- 「**それは大変でしたね**」など，クライエントの話に心から共感的に聴いていることを強調してください。話の腰を折るような発言は禁句です。クライエントの言葉を「専門用語に置き換える」，「訂正する」ことは原則的にはやってはいけません（それだけで，クライエントは話をする意欲を失うことがあります）。
- 好ましくない方向に話が向かった時は，適切に誘導します。クライエントが小説の主人公になったような気持ちで話を続けさせることが重要です。
- 話を聴きながら，メモすることはかまいません。カウンセラーが真剣に自分の話を聴いていると感じさせることは大切です。
- 話を聞きながら，それとなく「カウンセリングが可能な状態かどうか」を判断してください（方法については後述）。
- 被ばくカウンセリングの経験からは，聴き取りに20分以上かかることも珍しくありません。

　上手に対応しますと，話し終えたクライエントの気持ちの中には，「自分の話を聴いてもらった満足感」に加えて，「自分はこれまで自分の力でなんとかやってきた。これからも自分でやれるだろう」といった自信が生まれているはずです。「自己確立」と呼ばれますが，カウンセラーの前で対等な立場でカウンセリングに向かう力になるのです。クライエントの話を聞く段階で，すでにカウンセリングが始まっていると考えてください。カウンセラーから「イエス」や「ノー」で迫る質疑応答スタイルでカウンセリングを始めますと，クライエントにカウンセラーに対する依存性が生まれて（とくに相手が医師の場合），自分で決断しようとする力が削がれてしまいます。日常

の外来業務では時々みられますが、聴き取りに時間がかかるからという理由で、あらかじめ看護師が既往歴や現病歴の聴き取りを分業するという方法はカウンセリングでは絶対に行ってはいけません。

また、自分は話の切りだし方が下手だと感じているカウンセラーにとっても、まず相手に話しをさせることから開始すればよいということで、余裕が生まれるはずです。

2-6) カウンセリングを行ってもよいかの判断

初回のカウンセリングで大切なことの1つが「カウンセリングを行ってよいかの判断」です。カウンセリングはクライエントの自律的な決断を重視しますが、状況によってはクライエントにとって自律的決断が難しい場合があります。被災地の現状では、不安のために身体症状や精神医学的な症状が発現していることもあり、その程度によってはカウンセリングを行うべきではない場合があります（日常生活が普通に保たれているかどうかが重要な判断になります）。今回の事故とは関係なく精神科的な疾患が背景にある場合もその例です。服薬中であることに気づく場合もありますが、境界領域の方や人格障害のレベルではなかなかわかりにくいものです。行動や思考に異常を感じたら、背景の存在を疑ってください。もし、疑わしい場合は中立的な対応に止め、精神科医や心理専門職にリファーするべきです。危機感の展開仮説でも説明しましたが、健常な方でも、今回の事故のような極度の不安と緊張感が持続した状況下では病的なサインが出現することがあります。

カウンセリングを行ってよいかどうかは、危機感のレベルを見極めることにあります。カプランの第3段階（1-4参照）では原則としてカウンセリングを行ってはいけません。クライエントが危機感を認知してから24時間で第3段階に入ることもあると言われています。原発事故から1年以上経過した現地では、ほとんどの住民は最終段階である第4段階に入っていると思われましたが、「肉親の事故や死別、失業、その他、『日常的な些細なこと』で一気に第3段階に戻る危険性」があります。この段階は精神科医や心理専門職に任せるべきで、カウンセラーが対応してはいけません。被ばく不安については、「身体症状（うつ状態、パニック障害など）の発現も第3段階に

準じる状況」と判断しておいたほうがよいと思います。必ず専門医にリファーしましょう。最終段階の第4段階では見掛け上精神的平衡を保っていますが，事故前の状況に復帰させることは大変難しいことを覚悟しておかねばなりません。

　カウンセリングが可能かどうか，簡単に判断する方法もあります。下記の場合は要注意です。
・「睡眠，食事」など基本的日常生活が維持されていない
・「身なり，話し方」など社会との接点が正常に保たれていない（相談に来る場合は「よそ行きの身なり，口の聞き方」をするのが通常です。場にそぐわない時は要注意です）
・母親の基本的な育児態度が常識を逸している（受診時の「汚れたおむつや肌着」は明らかに危険信号です）
・その他，精神科の通院，服薬の既往などに気づいた時
などの確認はそれほど難しくはありませんし，多くの場合有効です。
　カウンセラーが「カウンセリングは好ましくないのではないか」と感じた場合は，とりあえず「中立的」に対応し，専門医につなげてください。

2-7) Q:「カウンセリングって，何ですか？」

　少しばかり「カウンセリング」そのものについて議論しましょう。わが国ではカウンセリングは必ずしも普及しているわけではありません。「相談」と「カウンセリング」はどこが違うのか，わからないという医師やクライエントも多いと思います。簡単に言うと，「相談」は専門家がクライエントに専門情報を提供しながら指導にあたる行為です。教育相談，法律相談，医療相談などはよく知られています。どちらかというと，「○○したほうがよいですよ」と指示的なイメージがあります。これに対して「カウンセリング」は「カウンセラーとクライエントの協働作業」で，「クライエントの決断を好ましい方向に向くように援助する」ことにあります。低線量の放射線被ばくの場合，被ばくをどこまで許容するかは，クライエントの価値観，職業観，人生目標，使命感や生活様式，家族関係などによって一人ひとり異なります。カウンセラーは健康を守る専門家の立場から被ばくの影響をクライエントに

わかりやすく提供しながら，クライエントの決断につき合うのです。「○○しなさい」など指示は与えないのが原則です。現代医療は患者中心医療と呼ばれるように，日常の診療行為にカウンセリングの要素が積極的に取り入れられるようになりましたので，「医療相談」と「カウンセリング」を厳密に区分することは難しいのですが，被ばく不安に対応するためには，とくにカウンセリング的な対応が重要です。どのような対応がカウンセリング的なのかは，具体例で解説します。

2-8) Q：「カウンセラーが『好ましい方向にむけて援助する』とのことですが，それは『指示行為』であり，『放射線の安全性の押し売り』に結びつくのではないですか」

　非指示的行為をモットーとするロジャースのカウンセリング理論でよく議論される問題です。例えば，「健康被害」，「自殺」，「社会からの逃避」，「反社会的行動」などは誰の目からも「好ましい」ものではありません。今回のカウンセラーは医師なのですから，医学エビデンスに基づいた客観的な評価ができるはずです。指示的行為の弊害はカウンセラーの独善や期待感から生れます。「放射線の安全の押し売り」はカウンセラーの期待感から生まれた行為です。「好ましい」は，あくまでクライエントの視点から判断されるものと考えてください。カウンセラーも人間ですから，本心からクライエントに伝えたいメッセージを持っている場合もあるでしょう。この場合，クライエントに自分の意見を押し付けるのではなく，対話の中で取り上げるのはかまいません。

　医師は短時間の診療時間の中で「指示の連発」に慣れていますので，最初は戸惑うかも知れません。しかし，指示はしなくてもカウンセラーとクライエントの関係が好ましく確立すれば，クライエントは自分でカウンセラーの意見を受け入れるべきかどうか判断できるようになります。よく自己一致したカウンセラーからは，指示がなくてもクライエントは対話の中で勝手にカウンセラーの考え方を自分のものにしていくのです。

2-9) Q:「では,『先生ならどうしますか』と聞かれたら,『私なら○○します』と言ってよいのですね」

　非指示的カウンセリングでは「私はそのことを判断する立場にありません。あなたが自分で判断してください」と言うのが定番です。カウンセラーの個人的意見はクライエントにとって「強い指示」になるからです。しかし,これではカウンセラー/クライエント関係が損なわれがちです。長年にわたって遺伝カウンセリングを続けてきた個人的経験では,

・「私なら○○するでしょう。でも,私とあなたは立場が違います。あなたにとって,何が一番良いか,一緒に考えましょう」

と対応するのが自然だと思います。実は非指示的カウンセリングの創始者であるロジャースも晩年の著作ではカウンセラーが自分の意見を自由に語る実存主義的カウンセリングを取り入れています。ただ,医師はそれでなくても指示を連発しがちですから,基本的には非指示的に対応したほうが良いでしょう。

2-10) Q:「私には『なぜ指示がいけないのか』どうしてもわかりません。相手は素人なのですから,『安全なものは安全,危険なものは危険』と言ってあげたほうがよいと思いますが」

　日常の医療現場では医師は指示を連発します。医師の指示は専門的な医学診断に基づくものであり,医療契約の内容でもあります。医学的見地から危険性が高いことについては危険性を告知し,対処方法を指示するのは当然ですが,カウンセリングが対象とする内容は,人間の生活観や価値観に関連するものが多く,判断基準は絶対的なものではありません。一般公衆の年間被ばく線量限度は平時においては1ミリシーベルト(mSv)/年間が推奨されていますが,放射線業務に携わる労働者の職業被ばく線量限度は100mSv/5年です。宇宙飛行士は積算被ばく線量1000〜1200mSvで管理されています。自然放射線被ばくに加えて人工放射線の低線量被ばくをどこまで許容するか難しい問題です。専門家の間でも意見が異なる場合がありますし,将来の健康予測については確率的な事象が多いことも簡単に割り切れない背景です。このような場面でカウンセラーが自分の判断をクライエント

に押し付けてはいけません。許容するかどうかは，クライエント自身が「危険性」と「利便性」を正しく評価して自己決定するべきです。

　また，クライエントを「素人」と決めつけると後で大きな代償を払わされることもあります。情報化社会の特徴でもありますが，クライエントが高度な知識を持っていることも珍しくありませんし，クライエントがカウンセラーより豊かな人生経験の持ち主の場合もあります。

　最後に，カウンセリング的には「指示は反発を呼びやすい」し，「指示による行動変容は習慣化しにくい」と言われています。クライエントが自分の意志で「○○しよう」と決断するように持ち込むことが重要なのです。

2-11) Q：「カウンセリングを行って住民の役に立ちたいと思いますが，私には放射線の知識が足りないと思います（ある講演会で聞かれた地元医師の質問）」

　カウンセラーは直接的な指示や決断を下さないといっても，提供する情報は正確なものでなくてはなりません。カウンセラーの「自己一致」と呼ばれますが，「自分だったら○○するだろう」という意志を持っていることも大切です。その判断は科学的なエビデンスと倫理的な社会通念に基づいていなければなりません。このようなカウンセラーと対話しながらクライエントは学んでいき，自然に「自分の場合は…」と自己決断に向かっていくのです。ですから，被ばく住民のカウンセリングを行う際に放射線の基礎知識は必要です。しかし，低線量被ばくの影響についてはまだわからない部分も多く，専門家の間でも論争が起こるほどです。また，被ばくの不安に関する背景には地震や津波の被害，生活全般に関する不安など様々な不安要因が錯綜していて，単に科学的な問題だけではありません。また，普段であれば落ち着いて判断できる住民も，事故後の現場状況によっては冷静な判断ができない状態になっています（自己確立ができない状況と呼ばれます）。このような時に冷静な判断ができ，健康に関する専門家である医師がカウンセラーとして相談にのることは大きな意義があります。「相談にのってくれる医師がいる」ことだけで，クライエントは自己を確立し，自己決断する勇気をもらうことができるのです。

また，カウンセリングは1度で終わらせる必要はありません。わからないことは「わかりません」と言ってかまいませんし，「間違ったことを言った」と気づけば，あとで訂正すればよいのです。このような良心的な対応は，カウンセラーとクライエントの絆を深めるのにも効果的です。

　私たち遺伝カウンセラーが対象とする遺伝性疾患は膨大な数があります。基本的な臨床遺伝学の理論は身につけているといっても，すべての疾患に対して通暁しているわけではありません。カウンセリングを行いながらクライエントと一緒に勉強しているのが現状です。放射線の知識が不要とは言いませんが，まずクライエントの不安を聞いてあげては如何でしょうか。どのような知識がカウンセリングに必要かは，実践の中から判断できるのではないかと思います。必要に応じて放射線の専門家の意見を聞いたり，自分で勉強しながら対応を考えていけばよいのです。

2-12) Q：「放射線の相談は専門家でなくてはできないと思います」

　これも，前の質問と同様に実際の講演会で受けた意見です。確かに医療行為につながる判断や重篤な健康被害に直結する判断は放射線治療や放射線防護医学の専門家に任せるべきです。しかし，低線量被ばくへの一般的不安が大部分をしめる現地の相談では，このような例は比較的稀です。被ばく軽減へ向けた専門的対応は勿論のこと必要ですが，逃れることができない低線量被ばくへの不安については，むしろ専門医や専門家では対応できない内容が多いと思います。

2-13) Q：「低線量被ばくでも『がん生涯リスク』を0.1％増加するとありました。1000万人の集団なら3500人ががんで死ぬことになります。これを『心配するな』と言っても無理ではないでしょうか」

　これもある講演会で実際にあった医師の質問です。この質問に対して私たちの同僚の放射線の専門家は
・「100 mSv以上の被ばくデータから得られたLNT仮説を低線量被ばくに当てはめてはなりません」

・「放射線防護医学の立場からは安全率を大きくとっているので，考えられた仮説から現実の患者数を予測することは多くの場合に正確ではありません」

と対応しました。科学的な議論ではこれが正解だと思います。

　もし，クライエントが同じような質問をした場合，カウンセラーはどのように対応したらよいのでしょうか。よほど放射線や疫学を勉強したことのあるクライエントでない限り，「LNT仮説って？」あるいは「なぜ，低線量被ばくに当てはめてはいけないの？」とか，「放射線防護医学って何なの？」と理解が難しいかも知れません。前者については，専門家の間でも議論がありますし，後者については「安全率」の概念を正しく理解している住民は少ないと思います。「理解できない言葉を連発されると，かえって不安が拡がる」のはカウンセリングの常識ですし，「カウンセラーから拒否された」という感情がクライエントに生れることも珍しくありません。あくまでクライエントの理解度に合わせることが原則ですが，次のような対応は如何でしょうか。

・「がんの生涯リスクを0.1%増加するような因子は生活習慣の中にもたくさんあります。あなたの体重を1kg減らすだけで，生涯リスクを1%以上下げることができるかも知れませんよ」
・「日本人のがん生涯リスクは35%ですから，被ばくとは関係なしに1000万人のうち350万人はがんで死ぬことになります。どうしてあなたが0.1%に選ばれると思うのですか」

　これは，どちらかというとカウンセリング的な対応例です。ディベートでは相手の意見を否定することに全力を注ぎます。議論で否定されても不安は解消されないのが普通です。カウンセリングでは相手の意見を「否定」する場合は格別の注意が必要です。

2-14) カウンセラーは政治的に中立の立場を守る必要がある

クライエント：「先生は原発反対の立場なのですか，それとも賛成の立場なのですか」

これもカウンセラーが自分の意見をどうカウンセリングに利用するかの問題です。カウンセラーとクライエントの関係が確立している（強い信頼関係で結ばれている）段階では，カウンセラーが自分の考えを比較的自由に述べる実存主義的カウンセリングも考えられます。しかし，原発問題では過去に原発推進派や一部の専門家による「安全神話の押し売り」があったり，逆に「過激な反原発運動」も経験しています。これらは住民の記憶に生々しいものです。私たちはこれらの「運動」とは無関係で，住民の健康に関する援助に徹している必要があります。初級カウンセラーや，とくに初回のカウンセリングでは

・「私たちは政策的な目的からカウンセリングを行っているのではありません。今はあなたの問題を考えましょう」

と中立的に対応するのが基本です。カウンセリングは啓発運動ではなく，個人を対象とした援助活動だということを忘れないでください。

2-15）専門知識をふりかざすクライエントへの対応－その1

クライエント：「先生は〇〇先生の著書を読まれたことはないのですか?!」

　「カウンセラーの力量を試そう」とするクライエントに遭遇することもあります。治療困難で経過の長い難病のカウンセリングでは，このようなクライエントは稀ではありません。被ばく不安についても，権威に対する不信感や過激な風評の影響で，カウンセラーに挑戦的なクライエントがいても不思議ではないと思います。

・「どれくらいの数の放射線関係の論文が世界中で報告されているか，ご存知ですか。すべてに目を通すことなど専門家にも不可能ですから」
・「国際的な委員会や会議で，各国で報告された論文について検証し，有益な情報はレポートとして公開されています。私は医師であり，放射線の研究者ではありませんので主な論文にしか目を通していませんが，毎年公開される専門的な組織のレポートを利用させてもらっています」
・「〇〇先生に対しては反論する専門家が多いのですよ。私はそんな方の本

を読む気にはなれませんね」
- 「ああ，知ってますが（本当は知らない），私は彼の意見に賛成できません」

　上記のような「言い訳」は多くの場合，効果的ではありません。カウンセリングはディベートとは違います。上記のような対応はカウンセリング的に「相手の拒否」につながりやすく，少なくとも「受容的態度」ではありません。たとえ，カウンセラーがその場をうまく「切り返した」と感じても，その後のクライエントの行動変容は起こりにくくなります。議論にたけたクライエントだと，逆に突っ込まれ，カウンセリングどころではなくなります。

　逆に，下記のような「受容的態度」や「共感的態度」から入るのがカウンセリングの定番です。「イエスかノー」で応える必要はありません。まず「受け入れる」のが先ですが，視点を微妙にずらしながら「次のステップの準備」を巧妙に行えれば理想的です。

- 「医師の私も知らないことを，よく勉強されていますね。感心しました」
（受容的態度）
- 「そんなことが書かれているのですか。それではあなたが不安になるのは当然ですよね」
（受容的態度，共感的態度）
- 「よくご存知ですね。どうやって情報を得ていらっしゃるのですか」
（受容的態度，教育的介入の準備）
- 「どうしてその先生の話が正しいと思うのですか。反対の意見もたくさんあると思うのですが」
（中立的態度，介入への準備）
- 「その説を信じるかどうかはあなたの自由です。でもそのために不安が強くなって，あなた自身の健康を損なうのではないでしょうか。私はそこが心配ですね」
（否定を避けながら介入へ向かう）

　上記のように対応しても，クライエントがカウンセラーへの挑戦的態度にこだわるようであれば，無理にカウンセリングを続けることはよくありません。最悪の場合には，カウンセラーにも契約（カウンセリング契約と呼ばれます）を拒否する権利があります（契約のもとで生じたクライエントの被害

はすべてカウンセラーの責任になります)。
- 「私はあなたの健康問題の相談をするのが役割だと思っています。本日，あなたがお越しになった理由をもう一度お聞かせください。場合によっては，あなたのカウンセリングを引き受けることは難しいかも知れません」
- 「私はあなたのご期待にそえないかも知れません。もし，ご希望でしたら別のカウンセラーを紹介させていただきますが如何ですか」

2-16) 専門知識をふりかざすクライエントへの対応-その2

クライエント：「先生はICRPの基準から安全とおっしゃいましたが，ICRPの基準は甘すぎるという意見がありますよ」

　被ばく不安を対象としたカウンセリングでは心理的介入技術だけではなく，十分な科学的な知識が必要です。放射線の専門家ではないカウンセラーはICRPやBEIRのレポートを教科書として勉強しているはずです。初学者ほど「ICRPは〇〇mSv以下は安全と言っています。ですからあなたは心配する必要はありません」と言いがちです。実は，このような「権威」による安全の押し付けは，クライエントによっては反発を招くことがあります。とくに福島の住民は「権威」を信じることができなくなっています。このような「指摘」に対して，正面から応えますと，学会論争のようになってしまいますし，ますます「ボロ」が出てきて収支がつかなくなります。クライエントとディベートに陥ってはなりません。

　それから，「〇〇以下だから安全」と断定するのは実は科学的にも正しくありません。専門家の使う安全は「安全率におさまる」という意味ですが，一般人が使う安全は「影響がゼロ」という意味なのです。

- 「被ばくしなくても誰もが一定の頻度で『がん』になりますし，『先天異常』が生れることがあります。被ばくにより増加しはじめるのはICRPによると〇〇mSvくらいからと言われています」

と，クライエントの注意をできるだけ早く自然のバックグラウンドの理解に向けるよう心がけておいたほうがよいでしょう。「がん」でも「先天異常」

でも，自然のバックグラウンドの発生率はクライエントがびっくりするくらい高いのです。つい見出しのようなクライエントの指摘を招いてしまった場合は，「私たちは被爆者の健康を守るために医療の立場から現実的な基準を採用している」ことを強調したうえで，下記のような意見を付け加えるくらいはよいでしょう。ただ，具体的な論争に発展しないようくれぐれも気をつけてください。

- 「あなたもご承知のとおり，被ばくの影響については沢山の論文があります。ICRP は被爆から人間の生命や健康を守ることを目的にして世界中の専門家や医師が集まって，一つ一つの論文を検証し，一定の基準を提言しています。もっと甘い基準や逆に厳しい意見があることも知っていますが，私たちは医師の立場から ICRP 基準を採用しているのです」
- 「ICRP の基準は広島・長崎の長期間のデータを基準に沢山のデータを検証して作った基準で，私たち医師が最も信頼しているデータです」

2-17) クライエントの知識を過大評価してはいけない

事例：「主な線源の実効線量係数を暗記している住民が，自然放射線被ばくは安全と誤解していた」

事故から半年後に現地で住民の不安に対応した筆者は，住民の放射線に関する知識レベルが高いことに驚かされました。朝の天気予報と一緒に福島県各地の空中線量のデータをチェックすることから一日が始まるという厳しい状況ですから当然かも知れません。しかし実際の相談で，見出しのようなクライエントに遭遇したことがあります。放射線の健康に対する影響は線質・被ばく形態・線量・内部被ばくの場合は組織感受性や排泄率などにより決定され，人工放射線も自然放射線も変わりありません。

「このクライエントは放射線をよく理解している」と勘違いしてカウンセリングするとまずいことになる場合があります。また，「専門知識をふりかざすクライエントへの対応」の項でも紹介しましたが，「情報オタク」は現代情報化社会の産物で，専門家でも舌をまくようなクライエントは珍しくあ

りません。しかし，医師はたとえすべての専門情報に精通していなくても，系統的な医学を学んだことにより，外因や内因が健康に及ぼす基本的な過程を理解しています。この「医学的理解」は一般人が一朝一夕に到達できるものではありません。とくに科学的な論理力は誰にでも備わっているものではないことを知るべきです。どうか，医師として「自信」を持って下さい。カウンセリングでは「カウンセラーの自己一致」と呼ばれますが，このカウンセラーの「自信」も自己一致の一部分です。「自信がない」カウンセラーからはクライエントは何も学ぶことができず，行動変容も起こりません。現場のカウンセリングでカウンセラーが「私にもわかりません」と言うことがあります。これはクライエントの医師への依存を予防したり，自己決定を促すための別のカウンセリング技術です。

「クライエントの専門知識」に惑わされて，相手の力量を過信してカウンセリングを続けることは，多くの場合とんでもない結果を生みだす原因になります。クライエントは基本知識やその理解に問題があることが少なくなく，当然のことながら医学や自然科学の「常識」は必ずしも通じるとは限りません。恥ずかしいことですが，筆者もクライエントが分子遺伝学の専門家や高名な臨床医であったため，専門情報を駆使したカウンセリングを行ったところ，後でクライエントが重大な誤解をしていたことに気づき，カウンセリングをやり直したことが一度ならずあります。

カウンセリングでは，相手の自尊心を傷つけないよう細心の注意を払いながら，常にクライエントの理解度を評価することが重要です。とくに初回のカウンセリングでは，丁寧なわかりやすいカウンセリングから始めて，相手の力量に合わせて内容をグレードアップしていくことが大切です。

2-18) 保証を求めるクライエントへの対応−その1

クライエント：「帰宅しても本当に安全でしょうか」

カウンセラーは「決断」を援助する立場で，クライエントに代わって「決断」をしてはいけません。「安全」の概念は主観的なものですから，カウンセラー

が考えている「安全」とクライエントが求めている「安全」が異なるのが普通です。その「判断材料」は医学・科学データだけではありません。医師や専門家はクライエントが「科学データ」のみで判断すると誤解しがちですが，クライエントにとって「その決断がなぜ必要か」，それが「本人の人生や周囲にどう影響するのか」も科学データに劣らない重要な「判断材料」なのです。カウンセラーは科学的データの提供や教育的介入だけでなく，クライエント自身の心の悩みについても「つき合う」必要があります。そのうえで，必要に応じて決断を勇気づける，あるいは「ちょっと，肩を押してあげる」などの行為を行ってください。何度も繰り返しますが，カウンセリングでは「判断材料を提供」したうえで，「クライエント自身に決断させる」のが定石です。これが，「カウンセリング」なのです。

　科学情報の提供は大切ですが，提供の仕方に気をつけてください。カウンセラーが「待ってました」とばかりに，とうとうと科学的な説明を始めたとします。その内容は多くの場合，クライエントには理解が容易ではありません。クライエントは「一方的に受け入れる」しかなく，「自分で決断しよう」という気持ちは「萎えて」しまいます。期待した行動変容はかえって起こりにくくなっているのです。それにもかかわらず，カウンセラーは「うまく説明できた」と錯覚してしまうのです。

　カウンセラーの話が長く続きそうな場合は，
・「ここまでお分かりいただけましたか」
・「お宅の室内での線量はどれくらいでしたっけ？」
・「この話を聞いてどう思いますか？」
など，理解を確かめたり，会話に参入させる努力が必要です。すぐに科学的な説明に入るのではなく
・「なぜ帰宅したいのか，あなたの気持ちを聞かせてください」
・「前のように家族みんなで暮らせるということは，素晴らしいですものね」
・「お子さんも元の小学校に通いたいのでしょうね」
と，「不安だけに意識を集中させるのではなく，視点を変える」など，カウンセリングのモードにしておくことも有効かもしれません。

科学情報の提供の仕方はQ&Aを参考にしてほしいのですが，下記のポイントが重要になるでしょう．

・クライエントの被ばく線量（外部線量と内部線量）の評価
「現在の原町の屋外空中線量は約0.4マイクロシーベルト（μSv）/時くらいですね．屋内の線量は半分以下でしょうし，1日中外に出ているわけではありませんので，あなたが年間に浴びる外部線量は年間3.5mSvより大分少ないでしょうね．また，野菜や果物はスーパーで購入したものしか食べておられないので，事故から1年たった現状では内部被ばくも無視できるでしょう」など

・環境線量の将来予測
「かりに放射性セシウムが今のままでも約30年後には線量は半分になっています．除染活動の効果や雨に流されたりしますので，生活地域では4，5年で半分になるという予測もあります．今後30年間，原町地域に住み続けたとしても積算被ばく量は50mSv/30年を超える可能性は少ないのではないでしょうか」，「この線量は一度に浴びるのではなく，長年にわたって少しずつ浴びるため健康への影響は出にくいと言われています」

・自然放射線の理解
「世界には自然放射線が年間10mSvを超える地域が何ヵ所もあり，昔から健康調査が行われています．それでも健康障害は認められていません」，その他，自然放射線と人工放射線の話など

・「がん」や「先天異常発生」につての不安は，自然のバックグラウンドの理解

・生活習慣と放射線被ばく
「がんの発生に注目すると，野菜不足は100mSvの被ばくと同じ効果があるそうです．喫煙習慣は2000mSv以上の被ばくと同じくらいがんを発生させるのですよ」，「福島県の住民が，今回の事故を機会にほんの少し生活習慣（食生活，肥満対策，適度な運動，その他の健康活動）に気をつけるだけで，他府県の住民より長生きしたり，がんの発生率を減らせると思います」

・広島・長崎の長期健康調査，チェルノブイリ事故の調査およびICRP，BEIRの見解からの説明

2-19) 保証を求めるクライエントへの対応－その2

クライエント：「ここで育児をして，本当に安全ですか」

カウンセラーの基本的な態度については，（その1）で解説しました。カウンセラーは「絶対に大丈夫ですよ」と保証を与えてはいけません。しかし，「不安を助長するような態度」も禁物です。ここでは共感的態度について述べておきます。

カウンセラーは「クライエントの不安な気持ちを受け入れる」ことが重要ですが，目的は「このカウンセラーは自分の気持ちをわかってくれた」とクライエントに実感させることにあります。信頼を得ることに成功すると，クライエントの行動変容は容易に起こりがちです。重篤な障害をもつ子どもの母親の訴えを聞きながらカウンセラーが「涙を流す」ことは，この目的のために有効です。しかし，放射線に関するカウンセリングで，カウンセラーが涙を流したら，「やはり，放射線の悪い影響は免れないのだ」とクライエントの不安を助長してしまうでしょう。見出しのようなカウンセリングでは，「お産や育児はもともと100％安全などあり得ず，放射線の影響が一般のリスクに比較してどれくらいの相対的なリスクを上昇させるかを理解させる」ことにあります。そのための準備を考慮した共感的態度が必要なのです。

> カウンセラー：「お母さんが育児に不安を持つ気持ちは私にもよく理解できます。お子さんの放射線被ばくによる健康への影響はそれほど心配していませんが，育児そのものはいつの時代でも大変なものです。とくに地震や原発事故の影響で育児環境が大きく変わっていますので，お母さんが不安を感じるのは当然だと思います」

と，さりげなく放射線に対して過度に心配する必要はないというメッセージを発信しながら共感的に対応していくのも一つの方向です。続いて，

> カウンセラー：「いま，お母さんが一番心配なことは何でしょうか」

と入っていきます。小児がんの不安だけでなく，外で遊べないなど育児環境

の悪さ，学校の問題，周囲に育児仲間が少ないこと，家族内の問題など色々出てくるでしょう。もしかしたら，将来の就職や結婚問題にまで不安が拡がるかもしれません。解決困難な問題が多く，同情するしか仕方のない内容が多いでしょう。「同情しても仕方ないのでは」と考えてはいけません。とくに専門家の「心からの同情」はクライエントに「自分で何とかしなくては」との気持ちを生みます。「良いと思われる選択」を支持するのがカウンセリングなのです。放射線による健康被害については，「風評は風評」として決めつけ，正しい情報を提供すること，また万一のことを考慮して，医療の立場から全力をつくして被害防止に努めることを約束する（検診計画の提言など）などの「勇気づけ」が実際のカウンセリングになるでしょう。

　また，育児不安が病的と感じた場合は，ためらわずに小児科医をリファーしてください。過度の育児不安の背景には放射線だけでなく，母親としての未熟性，偏った育児環境や人間関係の問題が潜んでいることが多く，保健師や心理専門職，あるいは育児支援組織の応援を頼んだほうがよい場合があります。

　さて，このクライエントは，カウンセラーが「放射線被ばくの健康被害についてあまり心配していない」との考えに反応してくるかも知れません。

クライエント：「でも，子どもは放射線に弱いと聞いていますが」

　実は，この質問を誘導するために共感を表す会話に「仕掛け」を入れたのです。クライエントから質問させることは，カウンセリング上，とても都合がよいのです。理解も深まるし，自律的な決断に向かいやすいのです。逆にテープレコーダーのようにカウンセラーが一方的にプレゼンテーションしたのでは，クライエントの行動変容は起こりにくいことが知られています。ここからは，定番の放射線に関する情報提供を行ってください。

・クライエントや子どもの被ばく線量の評価（被ばく歴，原町の状況，内部被ばく検査の現況など）
・なぜ子どもが放射線に弱いと言われているのか
・甲状腺がんの話（予後，検診体制の話など）

- 小児がんの話（頻度が低いこと，成人型の固形がんは子どものほうが少ないことなど）

  その他，よく使われるカウンセラーの定番の言葉を追加しておきます。
- 「ご主人はどのような意見をお持ちですか」
- 「どなたか，育児について相談できる方がまわりにおられますか」

  （相談できる人がいて「心強いですね」と勇気づける）
- 「どのような子どもに育てたいか，あなたの育児観について教えてください」

  （育児の素晴らしさを強調，「あなたの育児方針で間違っていませんよ」と自信を持たせる）
- 「そうですか，お祖母さんは反対なのですか。きっとお孫さんが可愛くて仕方ないのでしょうね。でも，ご両親の気持ちが一番大切なのですよ」

  （親戚の意見が夫婦の決断を阻害している例は結構多いものです。近くにお住まいなら反対している肉親や友人のカウンセリングを引き受けてみては如何でしょうか）
- 「まわりからは色々批判があるでしょうに，ここで育児を決意されたのはご立派ですね。われわれも全力をあげて応援しなくてはなりませんね」

  （社会的支持を感じさせる）
- 「私もお母さんの意見に賛成です」

  （クライエントが自ら決断したように「錯覚」を利用。カウンセラーの指示的行為より強い）

2-20) クライエントが明らかに好ましくない選択に向かっている時のカウンセラーの対応

クライエント：「先生の励ましはとてもうれしかったのですが，どうしても不安です。夫とも相談しましたが，今回は中絶をしてください」

カウンセラーはクライエントを「援助する」立場で，指示的な介入は好ましくありません。放射線のカウンセリングではカウンセラーが医師です。ク

クライエントが医学的に明らかに誤った選択をしようとしている場合は，どのように行動すべきでしょうか。「わたしの言ったことがどうしてもご理解いただけないようですね。わたしはもう責任はとりませんよ」は脅迫で，カウンセラーが取るべき行為ではありません。一般のカウンセリングの場合でも，クライエントの行動変容が「好ましい」方向に向かわないことは珍しいことではありません。このような場合に直面したカウンセラーの基本的対応は下記のとおりです。

①なぜうまく行かなかったのか「分析」
・クライエント側の要因：「状況把握能力・理解力の問題」，「自己対処機制の偏り」，「誤った情報の影響」，「強い恐怖感」，「過去の関連した体験の影響」，「行動変容をした場合の代償の大きさ」，「特殊な人間関係など社会的特性」，「社会的支持の脆弱性」
・カウンセラー側の要因：「カウンセラーの自己不一致」，「カウンセラー/クライエント関係の破綻（拒否など）」，強い「指示的カウンセリング」，その他の「カウンセリング技術の問題」
②カウンセリングの「修正」を試みる
③最終的には「クライエントの自律的な選択」を「受け入れ」，2次的被害の防止に専念
④どうしても「クライエントの選択」を容認できない場合は，「カウンセリング契約を解除」（他のカウンセラー，専門家を紹介）
⑤放置することができない場合は「危機介入」を試みる
⑥被害防止とカウンセラー自身の反省のためにクライエントを「フォロー」という方法をとります。もし，ICRPの妊婦管理の基準が理解できていないため「中絶」を選んでいる場合は再カウンセリングを計画してもよいでしょう。しかし，不安の背景には妊娠管理や子育て環境など多くの要因があるため，クライエントの「行動変容」は困難な場合が多いでしょう。もし連携手段があるなら，このようなカウンセリングに慣れた臨床遺伝専門医や産婦人科医のカウンセリングにつなげるのが理想です。

　もし，夫婦に危機的な状況（反社会的行動など）が予測される場合は危機介入が必要なこともあります。ただ，「危機介入」はクライエントを救済す

るための非常手段です。クライエントが自分（自殺など）や周囲を傷つけるような行動を選択する危険性がある場合です。対応には精神科医師や心理専門職が対応するのが原則です。

　放射線健康カウンセリングでクライエントと対応するカウンセラーは医師ですから，中絶問題以外にも「医学的にどうしても納得できない選択」については，「カウンセラーとしての立場」をいったん離れて「医師」として対応してみることも1つの方法だと思います。あくまでカウンセリングにこだわると，方向の修正に相当の時間がかかります。最初からカウンセラーとして対応していますから，クライエントとの人間関係は一般診療における医師/患者関係より良好に築かれているはずです。案外，「指示的行為」が有効に働くかも知れません。純粋なカウンセリングでなく，「健康カウンセリング」という形態には，このような利点もあります。ただ，伝家の宝刀として扱うべきで乱発はいけません。とくに「個人的好み」をクライエントに押し付けることは「絶対」にやめてください。また，カウンセラーの正義感や倫理観がクライエントにとっては「重荷」になることがあります。「色々な選択がある」のだと，クライエントの最終的な決断を尊重し，離れていくクライエントを見守ることも必要です。

2-21）クライエントの自己確立をめざすには

Q：「カウンセリングの専門家は『自己一致』とか『自己確立』という言葉をよく使いますが，私にはどうしても理解できません」

　もともとはロジャースという心理学者が唱えた概念で，カウンセリングの目標とされ，簡単そうで奥が深い永遠の課題です。わかりやすく言うと，「自分はこのような人間だ（自己概念）という意識と，現実に認識される『自分』が一致していること」を自己一致している状態と言います。もし自己概念と現実の自分の間にギャップが生じる（自己不一致）と，そこから不安や危機感が生れるというのです。カウンセリングは自己不一致の状態から自己一致の状態に戻る（これはクライエント自身の意志の力でしか戻れません）のを

57

援助することにあると言われます。クライエントが「自分のやり方で自信をもって初めての体験や新たな事態にチャレンジしている状況」を自己確立している状態と言います。

自己確立を促すには、①現実の自分を正しく認識させる（不安の出所が自分でも認識できていない場合も多い），②認識に偏りがある場合は修正、③現実を受け入れても「自分」は変わらないと自信をもたせる、④「自分は独りぼっちではない」と周囲の援助（社会的支持）を感じさせる、など基本的なカウンセリング技術を試みなくてはなりません。とても手に負えないと感じた場合は認知療法、行動療法など専門技術をもった心理専門職にリファーすることも有効ですが、医師は社会的支持としてとても強い力をもっていますし、不安の原因が放射線に関する場合は科学的素養を積んだ医療職のほうが向いている場合もあります。

また，誰でも「不安をもっていなかった頃の自分に戻りたい」という復帰願望があります（復帰願望がない人には通常のカウンセリングは無効で、専門的な精神科治療や心理介入が必要です）。この気持ちを強めるよう援助して、自分に立ち戻って将来（たとえそれが客観的には望みのない将来であっても）へ立ち向かわせるのがカウンセリングです。

最近はナラティブカウンセリングという手法が試みられています。クライエントに問題となっている障害（疾患でもよい）を最初に認識した段階から、どのように対応したか、自分の気持ちを中心に「物語」を語らせるのです。物語には自分だけでなく、肉親や友人など色々な社会が登場します（人間は社会的動物であることが改めてわかります）。カウンセラーは主人公であるクライエントがこれまで格闘してきた病気との戦いのヒーローであるかのように関心をもって話を聞いてあげます。物語を作っていく間にクライエントは「自分はこんな人間だったのだ」「これからも困難に向かっていこう」と自己確立していくというのです。大切な人を亡くした、避けられない運命、元に戻らない障害などに対応するにはナラティブ手法はとくに有効と言われています。高齢者の「自分史」作成が流行していますが、これも人生の終着駅を迎える準備としてはとても有効と言われています。

本格的なナラティブ技法はとても時間がかかりますし、高度なカカウンセ

リング技術も必要になります。しかし，医療現場で普通に行われている病歴の聴取や，患者の話をしっかり聞くという行為はナラティブカウンセリングと通じるところがあると言われています。

2-22) ナラティブ技法の被ばくカウンセリングへの応用

　ナラティブ技法を放射線健康カウンセリングに応用してみましょう。

　放射線に関するカウンセリングでは最初に震災当時の話を聞くことから始めることが多いと思います。とくに被ばく歴を聴取するためにクライエントの事故後の行動を丁寧に聞かねばなりません。丁寧な聴き取り（「心から感動」して聞くことが大切です。客観的にデータを取ることに専念しすぎると，クライエントは何か悪いことをしたような気持ちになって委縮してしまいます。相手に自由に語らせましょう）は，経過を語らせる行為そのものがクライエントの自己確立に強い影響を与えます。

　　カウンセラー：「3月11日からのご家族の行動をお聞かせ下さい」

とカウンセラーが切りだすと，ほとんどのクライエントは詳細な話を始めます。ときには30分を越えても話が終わらないことがあります。その内容は「クライエントごとに異なり」，まるで「冒険小説」のようにスリリングなものであり，「感動的」なものです。カウンセラーは「心から感動して」傾聴できます。このとき，記録をメモしながら聞くべきです。実は，この傾聴を通じて，クライエントは「これまでなんとか，自分の力でやってきた」ことを再確認し，「これからも自分の力で乗りきろう」という気持ちになるのです。また，具体的な相談に入った時に，クライエントが主体的にカウンセラーの考えや指導を受け入れる準備になります。これがナラティブ技法の応用です。

　医療の現場で時々みられますが，「病歴の聴き取りは時間がもったいないから，看護師に分業する」といった考えは，カウンセリング的介入を放棄するようなものです（最近の医学教育の現場ではナラティブ医学といって患者の話を聞くことが重視されるようになりました）。

　クライエントの相談の中には，仕事や経済的な話がからむとか，医師あるいは科学者としてのカウンセラーが対応することが困難な内容も多いでしょ

う。もともとクライエントはすべての問題をカウンセラーが解決できるとは信じていません。「話を聞く（傾聴）」、「それは大変ですね」と共感するだけでクライエントが勇気づけられることがあります。カウンセラーが「それは，私にもわかりません」と正直に言うことにより、クライエントを「自分だけが知らないのだと思っていたけど，専門家の先生でもわからないのだ。それなら自分で解決を考えよう」という気持ちにさせることが稀ではありません。

「くよくよしても仕方がない」、「与えられた環境でベストを尽くそう」、「運命なら受け入れよう」などの気持ちは，決してカウンセラーが「押し付け」てはいけません。クライエント自身が健気に選択していくものなのです。カウンセラーは「決してあなたを見捨てない」という態度で，クライエントに寄り添い，クライエントが自らの問題にチャレンジするのを暖かく見守るのが基本的な役割なのです。

2-23) カウンセリングの終わり方

最も大切なことは，「危機感が高まっている状態」でカウンセリングを終了しないことです。被ばくに関するカウンセリングでは，数々の情報提供を行いますが，そのためにカウンセリング前よりもかえってカウンセリング後のほうが「クライエントの危機感が高まる」こともあります。とくに「悪い話」はクライエントの記憶に残りやすく，「よい話」や「中立的な話」は残りにくいという傾向があります（悲しいことですが，「カウンセラーの善意」はクライエントの印象に残りにくく，「悪い印象」は残りやすいことも知っておきましょう）。「カウンセリングの1週間後にテストをしてみたら，クライエントが重要な情報をほとんど覚えていないことがわかった」など，よくある話です。しかも，「悪い話」はカウンセラーと別れてからクライエントの心の中で勝手に大きく成長しがちです。カウンセラーはカウンセリング内容を振り返って，そのような「危機感を高める」可能性の対話をしなかったか，チェックして下さい。「医師の言葉」は大変重いことを自覚しなければなりません。気になる場合は手当てが必要です。筆者も子どもの障害についてカウンセリングした後で，母親を1人で帰宅させることが心配になり会社の夫に電話して迎えにきてもらった経験が何度もあります。一般的には，

- 「次回の予約をする」(次の予約日まで頑張ろうという気にさせる)
- 予約の段階で「危険性が予測」できた場合は,肉親や友人を同伴させる(とくに地区担当保健師が同伴すると,あとのフォローにも役立つ)
- その日のうちに,フォロー(電話など)しておく
- **心配なときには,何時でもお会いしますから,連絡してください**」の一言はとても有効
- 本当に危険な場合は帰宅させないで入院処置もためらわない(睡眠が危機感を軽減する)。カウンセラーの私的な電話番号を教え,「夜中でも不安になったら連絡して下さい」と対応することもあるが,それなりの覚悟が必要

などの対応をとります。普段から,

- 「今日のカウンセリングはこれで終わりですが,もしどうしても心配なことがありましたら,何時でもお会いしたいと思っています」
- 「必要な情報はほとんどお話ししました。私はあなたがご自分で決断できると確信しています。でも何時でも相談にのりますからご連絡くださいね」
- 「あなたがどうご決断されるか,私にはとても関心があります。その後についてハガキの一枚でもいただければとてもうれしいのですが(あるいは「調査用紙がいくかも知れませんが,その時はよろしくご協力ください」など)」

など,カウンセラーがカウンセリング後もクライエントに「強い関心をもっている」,「これで終わりではない」,「決して見捨てない」という態度を示すことが,カウンセラーとクライエントの絆を深め,カウンセリング後の事故を防止します。また,地域保健ケア活動と連携しますと,保健師がフォローしてくれますので,カウンセリングの有効性を高める(持続効果,ブースト効果など),客観的評価ができる,事故防止などに役立つでしょう。

3

カウンセリングの記録方法

3 カウンセリングの記録方法

3-1) POS記録はなぜ被ばくカウンセリングに向いているか

　遺伝カウンセリングなど医療カウンセリングでは，①長期のフォローが必要なことが多い，②複数の専門家によるチーム対応，③科学的なカウンセリングであること，などの理由から記録を重視します。被ばくに関するカウンセリングも同様です。カウンセリングの記録にはPOS（問題志向型の医療記録）システムを採用することを勧めます。被ばくカウンセリング記録に特化したPOSシステムの特徴を少し詳しくまとめておきます。

(1) クライエント中心型のカウンセリングに向いている

　被ばく不安は被ばくによる健康不安だけではなく，災害体験，親しい人との別離体験，日常生活の支障，将来への不安，社会・経済的不安など数多くの総合的な不安が加わって形成されます。また安全性に対する価値基準は個人によって異なります。一人ひとりの不安を総合的に理解し，不安軽減を計るのがカウンセリングです。POSは患者の数多くの問題点を包括的に解決することをめざすために考えられた記録システムですから被ばく不安に対応するカウンセリングの記録に向いています。

(2) チーム対応に向いている

　POS記録は個人用のメモではありません。「人に読ませることを目的に記載した医療記録」です。クライエントの問題を包括的に記録してあるため，職種の異なったスタッフ（心理職やケースワーカーなど専門が異なるカウンセラー，病院の常勤医師，看護師，地域の保健師，その他の保健・医療資源）が，自分の役割を認識してチームの一員としてカウンセリングに参加することができます。このためには，最初の記録者が「自分に解決できそうな問題点だけを記録」してはなりません。「解決が必要だけど，未解決の問題」については，最後のP：(計画)の項に「明確に記載」することにより，漏れなくチーム対応が可能です。

また，今回のようなカウンセラーが被災地外から応援する形でのカウンセリングサービスでは，一定の時期がきたら，カウンセラーはチームを去ります。POS で記載された記録では「これまでの経過やカウンセリング内容がよくわかる」ので，後任者がクライエントへのカウンセリングを継続することが容易です。今回の被ばく不安のように長期間継続することが予想される医療には特に向いています。

(3) カウンセラーの過ちや誤解が第三者にわかりやすい

　POS では基礎データ（O：）をもとに，どのようなカウンセリングを行ったか，その根拠などをアセスメント（A：）に記載しますが，「わかりやすい記載」は第三者にもその過ちが発見されやすいのです。カウンセラーは放射線の専門家ではありませんので，チームに放射線の専門家が加わっている場合には記録をスーパービジョンすることも理想的です。定期的なグループ討論の材料にしてもよいでしょう。過ちは訂正されればよいので，過ちを恐れる必要はありません。最悪なのは，「カウンセリングの誤解や過ちが誰にも気づかれずにクライエントの好ましくない行動変容に結びつくこと」です。POS は「医療ミスの防止」に向いていると言われますが，これが POS の基本思想です。

　同じ理由から，カウンセラーが期待した「行動変容（不安の軽減）」がクライエントに起こったかどうかは，クライエントのカウンセリング後の行動と記録を比較して初めてわかることです。フォローの段階で期待した行動変容がうまく起こっていないことが判明（看護師などカウンセラー以外の職種のほうがわかりやすい）した場合はカウンセリングの修正ややり直しが必要です。この判断も記録が「要」になります。このようにチーム対応には POS 記録は大変優れています。

(4) 自己学習に向いている

　カウンセラーは基本的には「1 人職種」ですから，カウンセリングは指導を受けることが難しい技術です。遺伝カウンセラーを指導してきた体験から，POS 記録はチーム対応に貢献するだけでなく，カウンセラーの実力養成にも大きく貢献します。

　POS 記録の欠点として，「慣れるまで記録に時間がかかる」ことがありま

すが，日常の医療で経験することの少ない被ばくに関するカウンセリングですから，研究的な取り組み，自己学習の効果を考えると，その欠点も我慢してください。また，個人情報の保護には十分に配慮することは前提ですが，ファイルメーカーなど優れたデータベースソフトを利用すると複数のカウンセラーが共有して記録を利用できますし，検索が容易なので長期間にわたって利用できます。

　何年も前にカウンセリングしたクライエントから後日，電話がかかってくることも珍しくありませんが，筆者はすぐにパソコンで当時の記録（ファイルメーカーでは様々な検索が即座に可能です）を開き，それを見ながら電話応対をします。多くのクライエントが「自分のことをよく覚えていてくれた」と感激し，次のフォローをスムーズに行うことができます。

3-2）POS記録の書き方

　医療従事者でPOS記録を知らない方はいないと思いますが，被ばくカウンセリングに応用するには多少のコツが必要です。初回のカウンセリングについてはPOSの「サマリーシート」風のまとめ方が便利です。基本的には主観的データ（S：），客観データ（O：），アセスメント（A：），計画（P：）の順に記載していきます。2回目以降のカウンセリングでは「外来記録」風の記録で十分です。

(1) 主観的データ（S：）

　来訪にいたった理由を「クライエントの言葉」でそのまま記録してください。医療記録の習慣から，現病歴に相当する内容をここに記載する医師は多いですが，カウンセリング学的には病歴聴取をして作文する段階で「クライエントの主観的データ」が医師の主観に置き変わってしまうことがよくあります（専門用語に置き換えることも原因の1つ）。被ばくカウンセリングでは「災害発生後の行動記録」が「現病歴」に相当します。長文になることが多いし，内容的にはカウンセリングの方向性を決める重要なデータベースになります。また「行動の聴き取り行為」そのものがカウンセリング的に大きな意味をもちますので，基礎データとして次のO：に記載したほうがまとめやすいでしょう。S：にはクライエントの言葉で「内部被ばく検査を受けた。

健康が不安」,「自宅に帰ってきたいが,子どもの育児について不安」,「除染したほうが良いか」など,ジャンル別に簡単に記載します。
(2) 客観データ（基礎データ）O：
1) クライエントプロフィール
　どのようなクライエントだったか,印象を簡単に記載しておくと,後で「カウンセリングを思い出す」のに便利です。服装,職業,宗教,「印象的な言葉やしぐさ」などが役立ちます。また,「カウンセリングが可能な状況かどうか」の判断チェックにもなります。
2) 災害発生後のクライエントの行動記録
　およその被ばく線量を推定するための基礎データになります。カウンセリングではこの「聴き取り行為」そのものが重要な心理的介入になることも珍しくありません。「ナラティブ技法」を考えるなら,「クライエントの言葉で自由に語らせる」ことが重要です。
3) クライエントの「不安」に関する客観的なデータ
　医療記録ではクライエントの不安は「主観的データ」になりますが,カウンセリングでは,クライエントの発言からカウンセラーが専門的立場から「不安」と評価した内容は「基礎データ」と考えたほうがよいと思います。カウンセリングでは厳密な数値データのような客観データは少ないので,主観データとは「クライエントの目からのデータ」,客観データは「専門職のカウンセラーの目からのデータ」と考えたほうが実際的です。
4) クライエントや家族の健康に関するデータ（既往歴その他）
5) 家族関係に関する情報
6) クライエントをめぐる社会・経済的・倫理的課題
7) 心理学的評価
　医療記録では理学的診断を含む「現症」所見はO：に記載します。患者の医学的基礎データだからです。カウンセリングでは,専門職による心理学的評価で類型的な所見は同じようにO：に記載しましょう。判断が難しい問題はA：で評価します。
(3) アセスメント A：
　O：でクライエントから得た基礎データをもとに,クライエントの解決す

べき問題点を整理し，個別に対応していきます。医療カウンセリングですから，問題点ごとにクライエントの不安の評価，科学的なエビデンスをもとに「どのように説明したか」「それに対するクライエントの反応はどうだったか」を記録していきます。基礎データをもとに被ばく量を推定した場合はその根拠，計算過程も記録しておきます。アセスメントでは，カウンセラー個人の考え方も積極的に記載して下さい。一時期，医事裁判対策として，アセスメントに「医師の個人的意見や推測を記載しないよう」指導された時期がありましたが，これはPOSの考え方ではありません。とくにカウンセリングはカウンセラーとクライエントの人格の触れ合いですから，お互いの考え方や希望をそのまま表現しておかないと，後で評価ができません。

　遺伝カウンセリングを学ぶ学生には，アセスメントA：に「カウンセリングタクティクス」を2，3行で簡単にまとめておくことを指導していました。このカウンセリングは一言でいうと，どのようなカウンセリングだったかが一見してわかるようにしておくと，後で便利です（キーワードで検索できるようにしておく方法もあります）。

　アセスメントの最後に，今回解決できなかった問題点を整理しておきます。

(4) 計画 P：
1) カウンセラーがクライエントにどのような介入を行ったか，その結果，クライエントがどう変化（行動変容）したか，簡単にまとめておきます。
2) 次回のカウンセリングの時期，フォロー計画についても記載しておきます。
3) 他の専門職（院内・院外医師，保健師，その他の保健・医療資源，NPO団体など）に連携が必要な場合はその内容を記載しておきます。
4) 解決できなかった問題点があれば，記載しておきます。

　2回目以降のカウンセリングや，看護師などによるフォローカウンセリングの内容も同じシートに追記していくと長い経過のクライエントの追跡に便利です。

3-3) カウンセリング記録の実際

　POS記録の実例を紹介します。個人情報の特定ができないように，複数の記録から話を組み立てた「仮想事例」ですが，ほとんどのエピソードは実

例です。読者のために，ところどころに「ノート」として解説記事を挿入しています。

> **＜POSによる事例記録＞**
> 日時：2012.○○.○○ （事故から1年6ヵ月が経過）
> クライエント：34歳女性
> （夫は南相馬市在住，クライエントは4歳の次男と仙台市で避難生活中）
>
> **クライエントプロフィール：**
> ○○看護師に付き添われて入室。椅子に座った途端に「目から涙があふれ出し，声をあげて泣きだす」。クライエントは元看護師で現在は○○市に4歳の次男と避難中。夫は理学療法士で○○市の個人病院に勤務。夫の両親・姉夫婦と子どもは11日の津波で死亡。
>
> **（ノート）**
> クライエントプロフィールを本文から独立させた欄に記載しています。後日，電話などで照会があった場合に，「あの事例はどのようなカウンセリングだったか，どのようなクライエントだったか」カウンセラーが瞬時に思い出すのに絶大な威力を発揮します。独立させずに，本文のO：に記載するのも良いと思います。
>
> **S：**「妊娠2ヵ月と診断された。お腹の赤ちゃんは大丈夫だろうか」
>   市の広報を見て，本日のカウンセリングを予約した。

3. カウンセリングの記録方法

O：
1）災害発生後の行動

　クライエントは看護師，夫は理学療法士で，11日は夫婦ともに○○病院で勤務していた．家族と連絡はつかなかったが，同日の夜になって夫が家族の捜索に出かけ，自宅が無事だったこと，近くの小学校にクライエントの実父母が4歳と6歳の子どもと一緒に避難していることが判明した．夫の両親と夫の姉夫婦の住居は海に近く，津波の被害に会ったようで，安否がわからなかった（後日，一家全滅だったことが判明）．12日の最初の原発事故の後，市の避難勧告にしたがってクライエントの実父母は子どもたちをつれて○○市の避難所に避難．クライエントと夫は病院勤務のため南相馬市に残った．津波が心配だったので，夜は山手の知人宅に避難し，そこから病院に通勤することにした．病院では連日，患者の搬送に忙しく，患者全員の搬送が終了した17日になって職員の解散命令が出た．「各自，自主的に避難するように」と言われた．14日の2回目の水素爆発のあと，病院の外でスピーカーが「避難」を呼びかけていたのを覚えている．何人もの友人からのメールで「逃げろ」と言われたが，原発事故の詳細はほとんどわからず，「なぜ避難しなければいけないのか理解できなかった」，「地震や津波のほうが危険と思っていた」．17日から2日間は，宿泊している知人の家の壊れた屋根瓦の後片づけや家の修理を手伝っていたが，近くに自衛隊と放射線の測定車のような車が来て，「このあたりは放射線の線量が高く，危険だからすぐに避難するよう」指導を受けた（その地域は当時 2.00〜5.00 μSv/h 以上の線量だったことが後日，市の記録で判明したとのこと）．夫婦でいったん○○市の体育館に避難したが，寒くて眠れなかった．仙台市の知人がアパートを確保してくれたので，20日の夜に夫婦で移動．1ヵ月後に，○○市に避難していた実父母が6歳の長男を連れて200km

以上離れた○○県の親戚の家に避難し，4歳の次男はクライエントと一緒に仙台で暮らすことにした。からくも津波の被害を免れた南相馬の自宅付近の線量が0.5μSv/h程度と「思ったより低かった」ので夫だけは帰宅を決意，亡くなった両親と姉夫婦一家のお葬式など後始末をしながら，病院の再開を待つことにした。クライエントは4歳の次男の健康を考え，仙台市のアパートでしばらく暮らすことにした。5ヵ月くらいたって，次男が夜中に突然，「泣きわめいたり」「夜尿」をするようになった。通っていた保育園でも「友達と遊べない」「突然，泣きだしたり外に走り出る」などの異常行動が目立つようになった。小児科を受診したところ，「PTSDだと思う」との診断で，心理療法を受けている。1年後には夫の生活する南相馬市の中心部では空中線量が0.35μSv/h程度に下がり，病院も再開された（夫は復職し，妻は退職手続を取った）。クライエントは月に2回ほどは夫の休日に合わせて南相馬の自宅に帰っている。1ヵ月前には実父母も長男を連れて○○県から一時帰宅し，久しぶりに家族が一堂に会した。次男はとても嬉しそうで，その日は夜尿もしなかった。「やっぱり，家族一緒に住みたいね」と話しあっている。夫との間で「来年から長男を南相馬の小学校に通わせることを考えよう」との話も出た。仙台に帰宅後，2週間前になんとなく気になって近くの産婦人科を受診したところ妊娠2ヵ月と診断された。妊娠はうれしいが，「こんな時期に妊娠なんて」と罪悪感と後悔の毎日である。夫は最近，市立総合病院でWBC（ホールボディカウンター）による検査を受けた。内部被ばくはセシウム134，137ともに200Bq以下で心配ないと言われた。クライエントは「現在は内部被ばくがなくても，自分と夫は避難が遅れたので相当に被ばくしているはず。放射線の影響による異常な卵や精子のせいでお腹の赤ちゃんに先天障害が発生しないかとても心配」，「妊娠初期の段階ではそれほど外部被ばくして

いないと思うが，今の時期に子育てをすることは子どものためにもよくないのでは」，「今回の妊娠をあきらめる選択も頭をよぎる」とのこと。
(最初は「泣きじゃくりながら」語りはじめたが，途中からはメモを取り出して確認しながら冷静に話す。最後の「妊娠をあきらめる」部分になると，再び目に涙があふれた。話終わるまで約40分間。カウンセラーと陪席の看護師もメモをとりながら真剣に傾聴させていただいた)。

ノート

「11日からの行動」を聴取することからカウンセリングを開始するのが被ばくカウンセリングでは有効でした。このケースでは「カウンセリングが可能かどうか」を確認する必要がありましたが，クライエントが主体的に話すのを聞くだけですから，基本的には「中立的な対応」です(場合によっては事故を思い出すことが強い介入に通じることがあります。その場合はすぐに中止して専門職にリファーすべきでしょう)。クライエントの行動を詳細に聞くことによりカウンセラーは「被ばくの状況」を判断することができます。また，カウンセラーが心から感動して共感的に傾聴することは，クライエントに勇気と自信を与えます。自己確立の援助といいますが，カウンセリング的介入がすでに始まっているのです(ナラティブ技法)。欠点は時間がかかり，カウンセラーにとって忍耐が必要な場合もありますが，その効果は絶大なものがあります。

2) 妊娠の状況

出産の予定日(2013年○月○日)から逆算すると本日は妊娠10週2日。1年6ヵ月前に仙台に避難してからは妊娠前に約30日，妊娠後は本日も含めて7日ほど南相馬市に滞在している。流産徴

候もなく，妊娠は順調とのこと。
3）家族関係
　夫は今回の妊娠を喜んでいるとのこと。「もし，心配ならご両親と長男を仙台に引き取って，そこで出産・子育てをしたら」と言ってくれたが，クライエントは「次男のこともあるので，家族全員で南相馬に住みたい」という気持ちが強い。クライエントの実母は「嫁が今は産みたくない気持ちもわかるけど，亡くなった姉夫婦の子どもが帰ってきてくれたような気がする」と言っている。
4）自宅の環境
　「あと300m海に近ければ津波の被害にあった場所」，約300坪の敷地の母屋がクライエントの実父母の住居，別棟に夫婦の住居があるとのこと。家屋は大きな被害はない。敷地内の空中線量は0.2μSv/h程度で，室内はどこの部屋も0.1μSv/h以下（市の中心部の空中線量は現在，0.3μSv/h程度）。

A：
　「避難生活で発症した次男のPTSDのため，南相馬への帰宅を考えていた矢先に妊娠が判明した元医療従事者へのカウンセリング。被ばく線量から妊娠継続に問題がないことを理解させること，南相馬市にもどって家族一緒に暮らすためにどのような問題があるか，情報提供とカウンセリング」

　初対面でクライエントが突然「泣き崩れた」ため，「カウンセリングが可能な状態かどうか」迷った。とりあえず，「11日の地震発生後の行動」を聞かせてほしいと促し，傾聴した。話の途中でクライエントはメモを取り出し，冷静に話した。つじつまの合ったわかりやすい話の内容だった。話終わるまで40分かかったが，クライエントは落ち着き，対話もはずんでカウンセリングは十分

に可能と判断。
　解決しなくてはならない問題点として，
①妊娠不安
②南相馬での子育て不安
③次男のPTSD
④家族の健康不安
を考えた。

> **ノート**
>
> アセスメントはカウンセリング中に作成したカウンセラー自身のメモをもとに，カウンセリング後にまとめるのが普通です。最初に事例のカウンセリング内容を「短い文章」でまとめておくと，後でカウンセリング内容を把握するのに便利です。問題点をリストアップし，順番にカウンセリング内容をまとめます。科学的なエビデンスや根拠について記載しておくのは医療カウンセリングでは必須です。カウンセリング後に資料を確認した場合はその内容もまとめておきましょう。カウンセリング記録が次回のカウンセリングのための参考資料になります（POSでは記録作成が自己学習につながります）。

　カウンセリングを始めるにあたって，「体験談を聞いて，大変感動した」ことを伝えた。「ご夫婦の冷静な判断により，あの災害の中を『考えられる最善の行動』をされたと思う」，「医療従事者としても立派な仕事をされたこと」，「ご主人の肉親のご不幸は本当にお気の毒だったが，すばらしいご主人と家族に恵まれて羨ましい」，「無責任だと思われるかも知れないが，個人的には今回の妊娠は神様の贈り物のような気がする」と，クライエントのこれまでの行動を支持，称賛した（陪席の○○看護師と一緒に）。

1）妊娠継続の不安について

　胎芽形成の危険期は臓器により異なるが，一般には妊娠7〜14週。放射線被ばくによる知的障害の発生については8〜15週が最も危険で24週ころまでは注意が必要とされている（広島・長崎の調査から）。しかし，閾値は100mSvくらい。クライエントの妊娠が判明してからの被ばく線量は空中線量が0.3μSv/hの南相馬市に7日間滞在しただけなので，この時期の被ばくの影響はICRPによる妊娠女性の管理線量限度（腹部皮膚線量で2mSv）と比較しても全く無視できる。

　クライエントは原発事故（12日，14日の水素爆発）から約1週間，南相馬市に滞在した。1日の大部分は屋内（病院）で過ごしたが，2日間ほど比較的高線量地区の屋外（2.00〜5.00μSv/h以上）で被災した家屋の後片づけをした（1日に2，3時間）。この時期は大気中にもかなり高濃度の放射性物質（放射性ヨウ素など）が含まれていた可能性はある。クライエントが言うとおり，放射性ヨウ素は半減期が短く，その他の物質もすでに体外に排泄されていて，今となっては被ばくを確認できない。放射性セシウムの被ばく量から放射性ヨウ素の被ばく量を推定することも試みられているが，まだ研究段階。南相馬市のWBC（ホールボディカウンター）実測データでは，事故初期の被ばく量は多くの住民で1mSvを超えないことがわかっていて，ICRPによる一般女性の平時の線量限度（5mSv/3ヵ月）と比較してこれを大幅に超える被ばくをしたとは考えにくい。

　上記の判断をもとに，一般の先天異常の発生（バックグラウンド）は新生児の5％程度であること。その内訳。とくに知的障害の発生は2％を占めること。クライエントは医学教育を受けていることもあって，妊娠前の「配偶子への放射線の影響」を心配していた。男女とも配偶子の染色体異常の頻度は15〜20％もあり，平時で

も受精卵の30〜40％は染色体異常があること。着床までにアポトーシスを起こしたり，妊娠判明後も15％におよぶ自然流産により，新生児に見つかる染色体異常は1％前後に減少する。この妊娠中の淘汰機構（流産機構）があるため，配偶子に多少（何％かのレベル）の染色体突然変異や遺伝子変異が増加したとしても新生児のレベルではほとんど増加しないだろう。生殖細胞におけるアレイ検査レベルで発見される微細な染色体異常や遺伝子レベルの異常も，誰にでも普段から多くの変異が起こっているので，同様に考えてよい。「被ばくによる影響を考えて妊娠をあきらめる必要がないこと」を説明した。

「高齢出産についての不安」を表明したが，確かにクライエントの出産時の年齢は35歳になる。高齢出産で発生頻度が高くなるダウン症の出産確率は現在は1/300程度だが，「もし今回の妊娠をあきらめて5年後に妊娠したとしたら」，確率は3倍以上に上昇する。これは，放射線被ばくによる影響（ダウン症など不分離型の染色体異常の発生はほとんど否定されている）への不安と比べると，桁違いに高い。「現地の放射線環境の改善を待って妊娠することのデメリット」を強調した。出生前診断を含めた高齢妊娠の対応について簡単に説明し，「もし不安なら仙台市の専門医を紹介するからカウンセリングを受けては」と勧めたが，「そこまでは考えていない」，「まだ時間があるから不安になったら連絡します」とのこと。もし，南相馬で出産を考えるなら，市立総合病院が妊娠管理・分娩を受け入れていることを情報提供。

2）南相馬市での子育てについて

現在のレベル（自宅周辺の屋外で0.20μSv/h程度。屋内では半分以下というので，赤ちゃんの年間被ばく量は1mSvを超えない）では放射線の影響はほとんどないと考えられるが，線量の高い個所がないか，念のため自宅や子どもの活動範囲の線量を調べ

ておくほうがよい。除染の手助けをする NPO 法人があるので，家屋，自宅室内や庭，植木などの線量測定をお願いしてはと勧めた。現在の子育て環境は以前の状況とは異なると思うと述べると，「友人が子育て支援活動をしているので，情報は十分に入手できる」とのこと。

カウンセリング中，クライエントとカウンセラーの対話は「南相馬で出産，子育て」を前提に話をしている雰囲気になった。これから家族との話しあいでどうなるかわからないが，クライエントの本音が出たのだろうと判断。

3) 次男の PTSD について

大きな災害を体験した幼児や児童に PTSD が発症することは阪神大震災でも体験している。影響が数年以上の長期間にわたる例があること，子どもの発育や人格形成に影響を与える可能性があることから，専門家による経過観察が重要なこと。保育園や学校での対応も大切。市立総合病院でも PTSD が得意な非常勤の臨床心理士がいるので，いつでも紹介すると約束。また，6 歳の長男についても来年，転校に際して日常行動に注意しておくべき。ご夫婦もこの 1 年半の体験は心身ともに色々な影響を受けている可能性があるので健康管理に気をつけるよう「釈迦に説法」した。

以上，約 2 時間にわたる面談。最初，感情的になっていたクライエントだが，すぐに立ち直り，最後まで極めて冷静に応じてくれた。医療従事者ということで，やや専門的な説明をしたことを反省している。1 ヵ月くらいのうちに再カウンセリングをすることが望ましい。その際には夫と同伴で話をしたほうがよいと感じた。○○看護師にフォローを依頼。

P：
1) 約2時間、妊娠不安と子育て不安についてカウンセリングを行った。
2) 「高齢妊娠」について、もしクライエントからの要望があれば、○○大学の○○先生を紹介予定。
3) もし、南相馬市での出産を決意した場合は市立総合病院産婦人科を紹介予定。
4) NPO法人○○除染研究所の○○氏を紹介。「子育ての場としての自宅周辺の放射線レベル」について相談依頼。
5) 市立総合病院臨床心理士○○先生へ紹介状。「今後、南相馬市に生活の場を移すことについてPTSDと診断された次男に関する専門的意見が欲しい」、「1年半にわたる過酷な体験をしているクライエントの精神的な健康についても専門的意見が欲しい」
6) 2週間後を目処に看護師にフォローの電話を依頼。再カウンセリングの依頼があると思うが、その際には夫の同伴を勧めること。

4

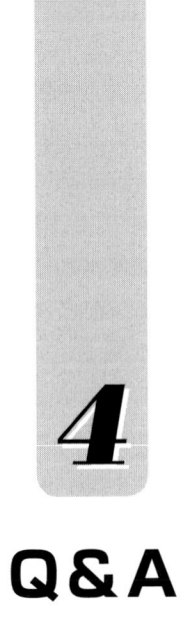

Q & A

Q&A

1. 放射線被ばく量と健康

■Q：「原発事故が起こった日から4日間ほど，原発から25kmの自宅の屋外で毎日4時間ほど『地震で落ちた屋根瓦』の撤去作業をしていました。この期間に受けた被ばく量はどのくらいと考えればよいのでしょうか（福島住民からの質問）」

■A：事故から4日間とのことですが，南相馬市内で，山側に近い地区でなければ主に空間線量率が上昇したのは1号機の爆発の後です。その後は一時的に空間線量率は10μSv/h程度まで上昇したことが知られています。その後急激に低下し，次の日には2～3μSv/hの時期が数日あったと考えられます。屋外で活動していると，そのために屋内よりは被ばく量が増えることは確かですが，その期間での通しての被ばくは場所による差はあると思いますが，5mSvに到達しているとは考えづらいと思います。被ばく量が増えたことは確かですが，それが健康に影響を及ぼすレベルではありません。

（及川友好）

■Q：「事故後1年たった現在では外部被ばくの原因は放射性セシウムが主体と言われています。これは線量計で測定できますが，事故直後は放射性ヨウ素が大気中に混ざっていたと聞きました。放射性ヨウ素は半減期が短いので現在は残っていないそうです。私たちが受けた被ばく量を計算する時，放射性ヨウ素による被ばくはどう考えたらよいのでしょうか」

■A：現在は放射性セシウムが主体ですが，当初は放射性ヨウ素が大気中にも存在し，それによって被ばくが存在しました。その他にも原発から放出されたいくつかの放射性物質が存在していました。放射性ヨウ素は甲状腺に集積しやすく，同臓器に被ばくが起こります。チェルノブイリ原発事故におけるヨウ素による放射性被ばくは汚染された牧草を食べた牛乳の摂取が主たる経路でした。今回の事故では牛乳の流通制限が

早くかかったため，同量の被ばくをしているとは考えづらく，実際に飯舘や川俣で3000人程度の小児の甲状腺被ばく量の計測が行われていますが，95％以上が甲状腺等価線量で10mSv以下，最大でも50mSvには到達していません。この値は実効線量ではなく，等価線量であることに注意してください。この被ばくは主に甲状腺に起こり，全身の筋肉に分布して全身に被ばくが起こるセシウムの内部被ばくや，外部被ばくとは分けて考えます。

(及川友好)

Q:「スーパーで購入できる線量計の数値は信じてもよいのでしょうか」，「市販の線量計を上手に利用するコツを教えてください」

A:福島原発事故直後は放射線測定器の需要が増え，一時は秋葉原や通販でヨーロッパ製の簡易測定器が2万円以上で売られていました。国産品が出回るにつれて価格も下がり，事故後1年目には南相馬市のコンビニで2000円くらいで購入できました。簡易型はシリコンなどの半導体を利用したもので，特定空間のガンマ線しか測定できませんが（内部被ばくはもちろん，汚染物質や食品の測定はできません），電池で作動し，比較的短時間で測定できます。原理は放射線（ガンマ線）が半導体の固体分子を電離する能力（照射線量：クーロン/kg）をカウントして成人が1時間あたりに外部被ばくする実効線量（μSv/h）に換算して液晶表示するという「すぐれ物」です。信頼できるものは誤差15〜20％くらいとされています。筆者も何個か購入して利用しました。外部被ばくの大部分は地表からのガンマ線（放射性セシウムの堆積による）ですから，測定器を地表1mくらいのところに固定して，センサーを地表に向けて測定します。指向性が強いので，センサーの向きを変えますと数値が安定しません。また，器械が安定するまで数分かかることもあります。市が毎日公表する定点での値と比べてみましたが，ほぼ一致していたように思えます。とくに数値の絶対値を測定するのではなく，測定器を地表や樹木に近づけ，ホットスポットを探すには便利でした。また，簡易型でも屋外と室内で空中線量が大きく異なることがわかります（普

通は屋内では 1/5 以下になります)。窓付近の線量は高いのが普通ですし,同じ 1 階室内でも 2 階がある部屋と平屋部分で 2 倍以上測定値が異なり,屋根部分への汚染物質の堆積が推測されたこともありました。このように素人でもおおよその傾向がわかり,除染作業の目安をつけることができます。変則的な利用法ですが,筆者は測定器を車の運転席の窓ガラスにつり下げ,移動中も測定しました。関西を出発して磐越道を利用して新潟から南相馬に向かう時,事故から半年後の新潟までは測定限界値の $0.05\mu Sv/h$ 以下だったものが西会津に入ると少しずつ上がりはじめ,二本松にさしかかると $0.30\mu Sv/h$ 以上を示しました。事故から半年後の飯館村の中心部では $3.00\mu Sv/h$ を超えていましたが,峠を越えて南相馬市に入ると $1.00\mu Sv/h$ くらいに落ちました。南相馬市内中心部では $0.45\mu Sv/h$ 程度でした。これらの値は事故から 2 年目には半減しました。放射性物質が洗い落とされやすいアスファルトの国道上での測定ですし,移動中の測定ですから数値は全く信用できませんが,大まかな傾向はわかります。冬季の国道では雪が放射線を遮へいしますので測定値は普段の 1/2 から 1/3 以下に減少しました。2 年間の経験でも線量が高い場所は微妙に変化し,道路の除染作業や降雨など自然の影響を受けていることが推測されました。読み取り値の絶対値を 8 倍しますと外部被ばくによるおおよその年間積算被ばく線量(mSv/y)が計算できることも知っておくと便利です。　　　　　　　　(千代豪昭)

Q:「CT 検査は 1 回で数 mSv の被ばくをすると言われました。私たちは毎日少しずつ被ばくしていますが,1 年間で被ばく積算量が同じ数 mSv になったとすると,どちらが健康に悪い影響があるのでしょうか(福島住民からの質問)」

A:低線量被ばく(100mSv/y 以下)が健康に与える影響は証明されていないことを前提に,1 回照射と分割照射で生物学的効果が異なるかというご質問ですね。発がんの不安については,低線量被ばくのレベルの危険因子は生活習慣の中にたくさんあることを理解してください。CT

検査ががんの診断を目的とするのであれば，がんの早期発見のメリットと被ばくへの不安を天秤にかけて，検査をするかどうかを考えるべきです。

さて，放射線被ばくの生物学的効果は線量に相関しますが，同じ線量を短時間で照射するより長時間で照射するほうが，遺伝子変異などの影響は少ないことが知られています（DNA 修復が効果的に行われることが原因と考えられています）。線量率効果と呼ばれていますが，高線量ほどその違いは大きく，がん治療の最前線で行われている高エネルギーの放射線照射の際にも，分割照射により生体の副作用を軽減させています。数 mSv 程度の低線量では生物学的効果が少ないので線量率効果を証明するのは難しいと思います。無駄な被ばくは避けるべきですが，CT 検査の被ばくを心配するあまり，がんの早期診断の機会を失うことは好ましいとは思えません。また，放射線適応応答と呼ばれますが，軽度の被ばくを続けていると，多量の放射線被ばくを受けた時の影響発現の閾値が上がる（影響が少ない）ことが知られています。アメリカで，事前に全身の CT スキャンを受けておくと，核攻撃を受けた際に生き残る確率が上がるというブラックユーモア（決してユーモアとは言えませんが）が報道されて市民のひんしゅくを買ったことがあります。

（千代豪昭）

Q：「原子爆弾のように，瞬間的に一定の量の被ばくをするのと，低線量で長期間被ばくするのでは，どちらが健康に悪いのでしょうか」

A：原子爆弾によって被災者がどのような被ばくをしたかは，放射線防護医学の立場からも重要な課題ですので，専門家たちの長年にわたる研究成果があります。最も新しい報告は 2002 年に放射線医学総合研究所により公表された DS02 という基準です。詳細は報告書を参照してください。質問に対して簡単に説明させていただきます。同じ線量であれば，長時間かけて分割被ばくするより瞬間的に被ばくしたほうが，致死効果，突然変異量ともに大きな影響が現れます。広島の場合，爆心地か

ら1km付近では致死量に近い中性子線に瞬間的に被ばくした方も多いと考えられますが，1km以内の被災者の多くは爆風や熱傷で命を落とされました。2.5kmを越えますと中性子線による被ばくは減少し，残留放射性物質（主としてガンマ線）や2次放射線による被ばくが被ばくの主役になります。爆心地から距離があり屋内で被ばくした方や，爆発後に救援の目的で市内に入った方も，残留放射性物質によるガンマ線に被ばくしたと考えられます。生き残った方々の健康障害の原因は様々ですが，長期生存できた方々の健康障害の多くはガンマ線による長時間の被ばくが主な原因と考えられています。被ばくの短期的影響から免れて長期生存できた原爆被爆者の方々の健康障害を忘れてはなりませんが，2000年の調査では，生存被爆者の80〜90％くらいの方の原爆による被ばく量が200mSvを超えなかったと推定されています。一方，私たち日本人は一生の間に300mSv程度の放射線に被ばくしていることも事実です（自然放射線1.5〜2mSv/y＋医療被ばく2mSv/y，平均寿命80年として）。線量率効果といいますが，同程度の線量でも数十年かけて少しずつ被ばくするのと，1，2週間という短期間に被ばくしたのでは放射線の身体への影響は全く異なることがわかります。　　　　（千代豪昭）

■**Q**：「東京の第五福竜丸の展示館を見てきました。久保山さん（急性放射線障害で死亡した乗組員）はどれくらいの被ばくをしたのでしょうか（福島の小学生の質問）」

■**A**：1954年3月に太平洋のビキニ環礁付近で操業していた第五福竜丸はアメリカの水爆実験により被ばくしました。船は静岡県に自力で帰港しましたが，乗組員の久保山愛吉さんが半年後に死亡しました。直接の死因が肝障害であったため，急性放射線障害による死亡かどうか議論が分かれ，補償をめぐって裁判が続きました。放射線医学総合研究所の資料によりますと，乗組員は放射性降下物（サンゴ礁や砂に放射性物質が付着）により，皮膚のガンマ線/ベータ線被ばくや内部被ばくによる比較的長時間（数日以上）の被ばくをしたと考えられ，被ば

く量はおよそ3000mSv前後と推定されています。この線量は放射線の短期障害発現量としては中程度の被ばくで，死亡率は50％前後と考えられています。アメリカが被ばくによる死亡原因に異論を唱えたのは政治的な背景も考えられますが，広島・長崎を経験した日本人が改めて被ばくの恐ろしさを認識した事件でした。第五福竜丸事件は太平洋における原水爆実験を禁止する平和運動につながりました。

普段から自分用の線量計を持ち歩いている福島の小学生ならではの質問だと思います。放射線を科学的に考えることができるのは素晴らしいですね。事故原発周辺地域は別として，福島県の住民が事故後半年間に受けた積算被ばく量は1人あたり5mSvを超えていないと考えられています。

（千代豪昭）

Q：「東海村の原発事故では作業員が死亡しました。今回の福島第1原発の事故とどう違いがあるのですか（福島住民からの質問）」

A：東海村の事故は1999年に原発で用いる核燃料の調整中に起こった臨界事故です。3名の作業員が至近距離で被ばくし，2000〜4500mSvの被ばくをした作業員は助かりましたが，6000〜20000mSvの被ばくが推定された2名の作業員は急性放射線障害で死亡しました。作業員たちは透過力の強い中性子線を比較的短時間の間に浴びたと考えられます。被ばく直後は元気だった作業員が2週間後には重症化し，1人の方は2ヵ月後，1人は約3ヵ月後に多臓器不全で亡くなられました。その経過はNHK（BS）のドキュメントで真夜中の時間帯を選んで放映され，それを見たわれわれに強い衝撃を与えました。一方，福島原発の事故は燃料棒のメルトダウンとその後に起こった水素爆発によるものです。住民の被ばくの主体は，初期の放射性ヨウ素によるガンマ線，ベータ線（大気中にエアロゾルとして拡散），その後はセシウムなどの降下物によるガンマ線による低線量の長期被ばくという特徴があります。東海村事故とは被ばく量もケタ違いに異なります。東海村の事故でも数名の救助隊員が50〜120mSvの2次被ばくをしたことがわかっていて，健康調査

が進行中ですが,健康障害は報告されていません。福島の住民の場合は1人あたりの被ばく線量がはるかに少なく,形態も東海村とは全く違うことを理解してください。

(千代豪昭)

2. 妊婦の被ばくと健康

■**Q**：「夫婦とも震災直後は一時的に県外に避難しましたが，半年ほどで南相馬に戻ってきて暮らしています。つい最近妊娠していることがわかったのですが，南相馬に住んでいて子どもを産むことはできますか？これから妊娠，出産した場合，奇形の子どもが産まれてくる確率はどの程度あがるのでしょうか？」

■**A**：福島では奇形や障害をもつ子しか産めないという心ない風評があったりして，心配されているのですね。しかし現在の状況ではそのようなことは考えにくいでしょう。このことについては2つの視点から考えてみます。1つは震災直後からの被ばくによってお二人になんらかの遺伝的影響を受けているか，もう1つはこれからの妊娠中に赤ちゃんへの影響が起こるかということです。

　まず遺伝的影響から考えてみます。原発事故後からこれまでにどの程度のレベルの被ばくを受けたかは，以下のホームページなどを参考にしておおよそ推計することができます。

http://wwwcms.pref.fukushima.jp/pcp_portal/PortalServlet?DISPLAY_ID=DIRECT&NEXT_DISPLAY_ID=U000004&CONTENTS_ID=27468

http://wwwcms.pref.fukushima.jp/pcp_portal/PortalServlet?DISPLAY_ID=DIRECT&NEXT_DISPLAY_ID=U000004&CONTENTS_ID=27468

　事故直後から避難するまでの1週間，半年後に原町に戻ってきてからの累積被ばく線量をおおざっぱに計算しても5mSVを超えることは決してなさそうです。さらに，ふつうは1日の大半を家屋の中で過ごされるわけですから，実際の線量はこれよりもさらに低い値になると考えられます。

　内部被ばくに関して心配される方もいらっしゃいます。事故直後に大気中に放出された放射性物質を直接，あるいはその後に地表からの舞

い上がりなどを吸い込むことによってどの程度の内部被ばくがあったかの推定は困難ですが，外部被ばくのレベルに比べてそれほど高い線量にはならないと考えるのが一般的です。食品に関しても市販のものを通常にとっているかぎりはあまり心配ありません。いずれにしろ生殖腺に対して考慮するときは外部被ばくによるものが主になるでしょう。

広島や長崎での被爆者の長期にわたる健康調査では7万人の出生児のフォローアップを行っています。両親合わせての平均被ばく量が400mSv前後であったにもかかわらず，周産期死亡，早期死亡，遺伝性疾患や奇形などについて増加は全く認められていません。低線量被ばくの遺伝的影響についてはまだ十分に解明されておらず，現時点でICRPは「直線閾値なし仮説（LNT仮説）」を採用しています。これは被ばく線量に比例して遺伝リスクが存在するということであり，厳密にいえば100％安全といえる線量は確かに存在しないといえます。しかし実際には，放射線によってヒトに遺伝的影響が起きたという科学的な証拠はいままでにありません。まして推定での被ばく線量は多くても最大でも数mSvのオーダーであり，この程度の生殖細胞への被ばくで将来の出産した児に奇形が増えると考える合理的な根拠はありません。心ない発言や無意味な風評に苦しんでいらっしゃるようですが，ご心配はいらないと思います。

ご質問の2つ目の妊娠中の赤ちゃんへの影響についてです。実際に赤ちゃんをさずかったあとは，妊娠中の被ばくの影響が気になるところです。しかし，これもいまの福島の放射線レベルではあまり心配いらないと考えられます。もちろん一般的には妊娠のどの時期に被ばくするかによって影響の現れ方も程度もかわってきます。しかし実際には「しきい線量」というのがあって，胎児に影響がでるためには最低でもこの程度必要という被ばく線量が存在します。妊娠9週まででは胎児に奇形を起こすためのしきい線量は100mSv，妊娠10〜17週までの胎児の脳に影響して精神発達遅滞を起こすためのしきい線量は300mSvであることが知られています。つまり，最も鋭敏な妊娠初期においても100mSv以上の被ばくをしないかぎり心配は不要です。

妊娠中に被ばくした赤ちゃんが生まれたあとの将来の発がんのリスクについてですが，理論上その可能性はゼロではなく，胎児は大人よりも感受性が高いことは十分考えられます。しかし数 mSv 程度の被ばくでがんが増えたことを示すデータは存在しません。このこともあまり気にされることはないと思います。

　改めて「ご妊娠おめでとうございます」と言わせてください。もちろん待望の赤ちゃんがさずかったとしても，妊娠に気づいた女性は誰でも心がゆれるものです。妊娠してうれしく思う反面，本当にきちんと産むことができるのか，育てていけるのかと不安な思いがわきあがってきます。さらには妊娠によって体調がかわり，とくに初めの頃にはつわりなどで大変な時期が続くため，心も体も大きく揺れ動くものです。ましてや福島の地に住んでいる方が不安や心配にさいなまされることがあっても，それは当然なことだと思います。

　もう少し時間がたって妊娠中期のいわゆる「安定期」に入ってくると，心身とも少しずつ慣れて落ち着いてくるでしょう。そうなると逆に妊娠というのは，現在のことや将来のことをじっくりと考えるのにいいきっかけとなってきます。ご主人やご家族，親しい友人などと，将来の希望や不安などを改めて話し合ってみることもいいかもしれません。妊婦健診で出会う医師や助産師，保健師などもあなたを応援してくれることでしょう。

(室月　淳)

■ **Q**：「20歳未婚女性。事故原発から25kmにある○○市の実家に3ヵ月滞在。当時は屋外の空中線量は0.4μSv/h,屋内は0.2μSv/hでした。食品はすべてスーパーで購入しました。当時，妊娠初期でした。妊娠を続けても大丈夫でしょうか」

■ **A**：まず，質問者の被ばく線量をおおまかに計算してみましょう。毎日，屋外に4時間，屋内に20時間滞在したとして（行動の聴き取りによる）期間中の被ばく量を合計します。

$$0.4 (\mu Sv/h) \times 4 (時間) \times 90 (日) = 144 \mu Sv/h = 0.14 mSv$$

0.2（μSv/h）× 20（時間）× 90（日）= 360μSv/h = 0.36mSv

　両者を合計した約0.5mSvが患者が現地滞在で受けた外部被ばくによる人工放射線被ばくの実効線量と考えられます。女性の職業被ばく線量限度（年間20mSv以下，ただし3ヵ月に5mSvを超えない）の3ヵ月分だけと比較しても1/10ということになります。もし，質問者の女性が同じ状況で1年間被ばくし続けたとすると，年間の線量は0.5mSv/3ヵ月×4 = 2.0mSv/yとなり，一般公衆の平時の人工放射線による被ばく線量限度1.0mSv/yを超えることは事実ですが，これはあくまで平時の基準です。日本人の年間自然放射線被ばく量が1.5～2.0mSv/yであること，日本人の1人平均の医療被ばくが2.0mSv/yを超えている現状からも，今回この女性が受けた被ばくが健康や次の世代へ影響する可能性を過大に心配する必要はありません。このようなアセスメントを背景にクライエントの理解を深めるようにカウンセリングします。

　放射線だけでなく，薬剤やウイルスなど環境要因が胎児の胎芽形成に影響を及ぼすことはよく知られています。4～7週は絶対過敏期と呼ばれ，奇形などの胎児異常を起こしやすいと言われていますが，胎芽の違いにより影響時期は異なり，比較的後期の被ばくでも小頭症が生れる可能性が指摘されています。重要なことは，放射線の奇形発生効果は確定的影響で，「しきい値」があることです。その線量はおよそ100～120mSvの被ばくと推定されています。この「しきい値」について，「しきい値を超えたら100%奇形児が生れるが，しきい値以下なら0%」と誤解しているクライエントが珍しくありません。「しきい値以下なら奇形の発生はバックグラウンドと同じ（約9%，国連科学委員会1977）で，しきい値を超えると発生率が統計学的に有意に高まる」ことをクライエントにわかりやすく説明してください。ICRPは「妊娠中の100mSv以下の被ばくで妊娠中絶する意味はない」と明言しています。平時の妊娠管理では「腹部皮膚線量で2mSv（胎児の実効線量は半分の1mSvと考えられます）を超えることのないよう」勧告しています。0.5mSvの外部被ばく線量は患者の身体全体が受けた実効線量（組織等価線量の相加平均）と考えることができますし，おおざっぱに皮膚線量と考えても，

胎児の被ばくは 0.5mSv の 1/2 以下になるでしょう。妊娠の継続を心配する必要は全くありません。
(千代豪昭)

Q：「妊婦が被ばくした時，胎児の被ばく線量を 1mSV 以下に抑えるべきと言われていますが，これは 1 度の被ばくの限度ですか，それとも積算量を制限しているのですか（講演会で医師からの質問）」

A：ICRP による線量限度の考え方は原則として年間の積算量を制限しています。ただし，職業被ばくについては「5 年間で 100mSV 以下，1 年でも 50mSv を超えないこと」とか，女性の場合は「3 ヵ月で 5mSv を超えないこと」など細かな指示があります。これは同じ線量でも分割して被ばくするより一度に被ばくしたほうが健康への影響が大きいからです。妊婦の被ばくについては，「妊娠期間の積算被ばく量を 1mSv 以下（腹部皮膚線量では 2mSv 以下）」にすべきだと考えてよいと思います。少しずつ被ばくした場合は，1 回で 1mSv を被ばくするより影響が少ないでしょうが，最大の被害を予想するという安全性を考えての配慮と考えてください。ただし，これは平時の健康管理基準です。医療被ばくや事故による被ばくは非常事態ですから，安全率の考え方も異なります。個々のケースを対象に，胎児が受けた影響を医学・科学的に正しく評価し，「妊婦（夫婦）が受ける利益と不利益を十分に考慮」したうえで対応を判断しなくてはなりません。ICRP は「100mSv 以下の被ばくを妊娠中絶の理由にしないよう」勧告しています。
(千代豪昭)

Q：「今後，福島県ではダウン症などの染色体異常の発生頻度が高くなるだろうと言う友人がいます。本当でしょうか」

A：私たちの配偶子（精子，卵）には普段でも 15 〜 20％の頻度で染色体異常が見つかります。これらの配偶子の受精により，受精卵には多くの染色体異常が生れていますが，子宮に着床するまでに異常をもった

■ Q&A

　受精卵の多くはアポトーシス（細胞死）が起こったり，流産機構により出産までに淘汰されてしまいます。これらの淘汰機構の結果，新生児にみられる染色体異常は1%弱（0.6%くらいが障害の原因になる染色体異常）に減少して一定状態を保っているのです。放射線被ばくで人間の配偶子の染色体異常がどれだけ誘発され，アポトーシスを受けるか判明していませんが，新生児の染色体異常が被ばくにより増加したという報告はありません。被ばくにより配偶子や初期胚に新たに起こったかも知れない染色体突然変異の多くは淘汰機構により生まれないようになっているのです。ダウン症の発生率を考える時，最も大きな交絡因子（影響を与える因子）は母親の出産年齢です。30年ほど昔のわが国のデータでは35歳以上の妊娠は全妊娠の5%程度でしたが，2011年の調査では25%近くに上昇しています。かつてはダウン症の出生率は新生児の1/1000人前後と言われていましたが，現在では2倍近く上昇していると考えられます。今回の事故により，ご夫婦が別れて避難生活をしたり，あるいは放射線の影響を過度に怖れ「妊娠を回避」した結果，「出産年齢が高まる」効果がダウン症の発生を高める可能性はありますので，注意が必要だと思います。できれば産婦人科医と相談して，しっかりした家族計画をたてることをお勧めします。

　母体年齢効果と比較すると低線量（100mSv/y以下）の被ばくの効果は無視できます。低線量被ばくでも体細胞に生じた変異により，染色体検査（病院で行う染色体検査とは異なる特殊な検査）を行うと2動原体など構造異常をもった染色体の出現頻度が少し高まることが知られていますが，ダウン症など生殖細胞由来の染色体異常症の発生機構と結びつけないよう注意してください。どうしても心配な方は臨床遺伝専門医や遺伝カウンセラーと相談することを勧めます。　　　（千代豪昭）

Q：「被ばくによる遺伝子の異常は，男性と女性では違いますか。もし，障害をもった子どもが生まれたら，夫婦のどちらに原因があるのか知っておきたいと思います」

A：男性では精巣（睾丸）が体外にあること，精子を作る配偶子形成が思春期から高齢まで続くことから，放射線など環境的な影響を受けやすく，遺伝子突然変異が起こりやすいと言われています。一方，女性では妊娠9ヵ月の頃に胎児の生殖細胞は網糸期といわれるステージで分裂を停止し，思春期になって1つずつ分裂が再開します。また，卵巣は腹部体内にあるため，放射線被ばくによる遺伝子突然変異は男性と比較して起こりにくいと考えられます。そのかわり，染色体異常の発生は女性のほうが男性よりやや起こりやすいという事実があります。ただ，ダウン症など染色体不分離による染色体異常の発生は，母体年齢効果に比べれば放射線被ばくの効果ははるかに低いと考えられます。これらは生殖細胞系列の突然変異についての性差ですが，「がん」など体細胞系列の突然変異ははっきりとした性差は証明されていません。一般に「がん」の種類により異なります。「がん」の発生は最初の遺伝子変異だけでなく，遺伝子変異の修復機構，免疫学的背景，栄養・ホルモンなど色々な影響を受け，何年もの期間をへて発生してくるからです。

　遺伝子の異常は父親由来，染色体異常は母親由来が多いとの説は科学的な根拠が全くないわけではありませんが，必ずしもそうではありません。母親の高齢出産で生まれやすいといわれるダウン症でも少なからぬ染色体不分離が父親由来であることがわかっています。

(千代豪昭)

Q：「インターネットでは今回の被ばくが原因で今後○○県では，障害児の出産が増加する危険があると警告しています。しかし，講演会で専門家は，広島・長崎の調査やチェルノブイリの調査ではそのような事実は確認できなかったと断言されていました。どちらを信じていいのかわかりません」

A：新生児における先天異常の発生頻度は各国で調査されていますが，手術が必要だったり，なんらかのハンディキャップとなる先天異常は，生産児のおよそ5％にみられると言われています。形態異常や循環器・

神経症状があるため生まれて早期に診断可能な先天異常は新生児のおよそ3％くらいです。内訳は染色体異常（約1％），遺伝子異常（約1％），胎芽形成に影響をあたえる環境要因（約1％）で，そのほかにも2歳くらいまでに診断できるもの（原因不明の知的障害や，一部の遺伝子異常など）が2％くらい加わります。このバックグラウンドは一般の国民が考えているより高いのが現実です。放射線被ばくは一定の線量（しきい値）を超えると胎児の成育に影響があります（確定的影響と呼ばれます）。しきい値は100mSv前後ですが，この値以下では先天異常の発生がゼロというわけではありません。前述したバックグラウンドは誰にでもあるのです。今回の事故では福島県の一般住民の被ばくは平均すると年間5mSvは超えていないはずです。妊娠期間を福島県で過ごしたとしても，その程度の被ばくが先天異常の発生頻度を上昇させるとは考えられません。もし心配されている知人がいらっしゃいましたら，臨床遺伝専門医や遺伝カウンセラーと相談することを勧めてください。事故発生からの行動をもとに被ばく量を推定して詳しい相談に乗ってくれると思います。

（千代豪昭）

Q：「地震の直後，自宅から100kmほど離れている実家に一家（子ども2人を含む）で避難しています。幸い自宅は無事だったので，毎週夫婦で自宅に戻っています。自宅のある〇〇市は現在外部線量は0.3μSv/h程度と一時より下がっています。ところが最近，妊娠が判明しました。染色体検査を実施している自治体もあるそうです。私の場合，羊水検査など出生前診断を受けたほうがよいのでしょうか」

A：被ばくによる先天異常の出産が心配で出生前診断を受けたいと思われるなら，それは全く必要のないことです。質問者は，すでに50回ほど毎週平均20時間ほど自宅に滞在したとのことですが，帰宅による増加被ばく線量はずっと外にいたとしても0.3mSv程度（実際は室内の被ばくは外部の数分の1）にしか過ぎません。原発事故直後やその後の生活で被ばく（内部被ばくを含む）した積算被ばく線量はお住まいの地域

でも住民1人あたり5mSvを超えないと発表されていますが,この線量と比較しても避難後の帰宅による被ばく線量の増加分は極めて低いと言えます。ICRPの妊婦管理基準(5mSv/3ヵ月)も参考にしてください。

　第2の理由は,人間の生殖腺が被ばくに対して決して脆弱ではないという生物学的な背景があります。広島・長崎の調査からも知られていますが,もともと卵子や精子には染色体異常は一定の頻度で発生していて,どなたでも受精卵の30〜40%程度には染色体異常があります(びっくりしないでください!)。受精してから着床までの4,5日の間に70%近くの受精卵は淘汰されますが,この中には染色体異常が多く含まれています。また,どのような妊娠でも妊娠後15%くらいは流産するのですが,その半分以上は染色体異常やその他の遺伝子異常による流産と考えられています(初期流産胎児の数十%は染色体異常です)。このような染色体異常や遺伝子突然変異の発生は,種の多様性や変異体を作ることにより激変する地球環境の中で生物個体あるいは生命そのものが生き残るために必須の機能という生命論的な考え方もあります。流産などの淘汰機構はこの基本的な機能の調整機能と考えてよいでしょう。高度の進化を遂げた人間では,このような淘汰機構により重篤な染色体異常は生まれにくくなっているのです。低線量被ばくについては調査が難しく,その実態はよくわかっていません。しかし,かりに配偶子形成過程で染色体異常の発生頻度がわずかながら上昇したとしても,流産機構により新生児の染色体異常発生にはほとんど影響しないと考えられるのです(顕微受精など不妊治療も染色体異常をもった受精卵の着床を増加させる可能性が指摘されていましたが,新生児のレベルで調査すると,染色体異常はそれほど増加しないことがわかっています)。

　一部の被災地域で子どもの染色体検査が実施されています。これは個体レベルの染色体異常症を診断したり,生殖腺への影響を調べているのではありません。身体の組織をつくる体細胞の染色体突然変異の検出が対象です。確かに体細胞突然変異が多発するような環境ですと,がんなど悪性新生物の発生率が高まります。幸いなことに現在の調査

段階では被ばくにより子どもたちの変異が多発しているのではないかという心配は否定されています。決して染色体異常症の発生を心配しての「染色体検査」ではないことを理解してください。

筆者も昔，研究班で広島・長崎の被爆者の皆さんの染色体分析を行ったことがあります。被ばくを受けた造血細胞は一生の間，染色体異常をもった細胞を作り続けるとの理論があります。しかし，400mSv以下の被ばくでは体細胞突然変異は染色体分析ではほとんど見つからないこと（最近は染色体異常の検出技術が向上していますが），また戦後に受けた医療被ばくの影響が無視できず，結果的には原爆による被ばくと体細胞の染色体異常発生との間でのはっきりした相関は証明できませんでした。

もう1つ，大切なことを理解してください。先天異常の発生頻度は平時でもそれほど低くはありません。生まれて比較的早期に診断できるものが約3%，生後1，2年の間に診断できるものが2%くらいで，合計5%くらいの赤ちゃんに被ばくとは関係なく，かなり重い障害の先天異常が生まれます。染色体異常はこのうち1/5の1%分ほどで，その60%くらいが障害の原因になると考えられます。出生前診断で診断できるのは染色体異常が中心ですから先天異常の1/5程度にしか過ぎません。

被ばくの影響を心配しての出生前診断は必要ないと言ったのはこのような背景からです。「低線量被ばくの影響がわからない」と言われるので心配だという方は多いのですが，「生体の種々の防御機構により低線量被ばくの影響が科学的にどれくらい寄与しているか不明だ」という意味なのです。はっきりしていることは，一部の染色体異常については妊婦の年齢的な要因のほうがはるかに寄与率は高いということです（ダウン症など一部の染色体異常は高齢出産で著しく増加します）。

ご心配でしたら，是非，臨床遺伝専門医や認定遺伝カウンセラー，産科医に相談することをお勧めします。出生前診断については，次の質問を参考にしてください。

（千代豪昭）

■**Q**:「妊娠が判明した妊婦です。被ばくが心配なのですが，東北地方では出生前診断の施設があまりありません。無理してでも遠隔地の出生前診断施設を受診したほうがよいでしょうか」

■**A**：今回の事故による被ばくが不安で一般住民の方が出生前診断を受けることは，あまり意味がないということは，前の質問で回答しました。診断の漏れが少ないダウン症の発生率について，世界各地の被ばく事故地域で疫学的調査が行われてきました。チェルノブイリ原発事故でも事故後2年間くらい日本国民の被ばく量は有意に上昇しましたが（ほとんどが野菜その他の経口摂取による内部被ばく），先天異常モニタリングシステム（神奈川県）でもダウン症の発生率に変化がなかったことが確認されています。ちなみに太平洋で核実験が行われていた1960年代中頃では日本人は1人あたり数百ベクレルの被ばく（内部被ばく）が続いていたこともわかっています。これでも先天異常の発生率上昇は確認されていません。原発事故後の海外の調査でも発生率に鋭敏に影響する出産時年齢を補正するとダウン症の発生率に被ばくの影響がほとんどないことが確認されています。たまたま2013年はわが国で新型出生前診断の導入をめぐって出生前診断への対応について国をあげた議論が行われましたので，簡単に紹介しておきましょう。

　出生前診断については大きく分けてスクリーニング検査と確定検査があります。スクリーニング検査はハイリスク集団を絞り込むための検査で，個別のリスクについては「確率」で表現されます。近代的な出生前スクリーニング検査は1980年代にイギリスで始まった神経管異常のスクリーニングです。αフェトプロテインという，胎児の肝臓で作られるタンパク質を初期には羊水から，後に妊婦血液から測定しました。この技術が基となって，トリプルマーカー検査（ダウン症，18トリソミー，神経管異常が対象）が考案されて普及し，さらにクワトロマーカー検査として発展しました。検体は母体血液で胎児への侵襲がないため，非侵襲的検査または母体血清マーカー検査とも呼ばれます。感度はせいぜい数十％と言われています。ダウン症検出感度が70％ということは，カットオフ値（1/300）より高いハイリスク集団にダウン症の70％

が入る（残りの30％はローリスク集団から出てきます）ということです。ただ注意しなくてはならないことがあります。ハイリスク集団と判定された妊婦の中で実際にダウン症が生まれるのはせいぜい0.5％程度（陽性的中率といいます）に過ぎません。それでも一般集団のダウン症発生頻度0.1％に比較すると数倍高いハイリスク集団に絞り込んだことになります。スクリーニング検査の性格がおわかりいただけたかと思います。

　超音波診断技術の応用と絨毛性タンパクの測定による「組み合わせ検査」が，母体血清マーカー検査としては現在最も信頼性が高い出生前スクリーニング検査です。それでも感度は80％程度です。

　2013年に日本で初めて登場した「新型出生前診断（NIPT）」もスクリーニング検査です。胎児（絨毛）由来のDNA断片が母体の血液に混入していることを利用したDNA検査を応用したものです。ダウン症を対象にすると高齢出産などハイリスクグループでは感度が99％以上ありますが，ローリスクグループでは感度は下がります。ダウン症，18トリソミー，13トリソミーについて，生まれる確率が高いと判定された場合は羊水検査で確認します。すべての染色体異常をスクリーニングするものではありません。欧米では全妊娠を対象とした現行のスクリーニング検査（組み合わせ検査）を新型出生前診断に替えることが検討されていますが，わが国では「障害をもった胎児をスクリーニングすることは控えるべきだ」という思想が強いため，現在は研究的に扱っています。

　近年，超音波診断技術の発展を背景に「胎児の画像診断（胎児ドック）」が発達してきました。初期あるいは中期（場合によっては後期）の妊娠で胎児の観察や計測により染色体異常その他の先天異常発生リスクを予測するものですが，感度は90％を超えるものです。胎児への影響（侵襲）がありませんので，絨毛検査や羊水検査などの確定検査と組み合わせることにより無駄な侵襲的検査が防止できたり，胎児のwell beingをめざした医療にも応用できます。また，出生前診断としての信頼性も高まります。専門施設が少ないのが欠点ですが，今後ますます普及することは確実と思われます。

確実に胎児の染色体異常を検出するためには，現状では確定検査と呼ばれる絨毛検査と羊水検査しかありません。これらの検査は事前にきちんと説明を受ける必要があります。信頼性は高いですが，1度で検査が成功しないこともありますし，一部の染色体異常を見過ごす可能性もあります。また，検査により胎児が流産する可能性もありますし，障害の原因とはいえないような軽い染色体異常が偶然見つかることも稀ではありません。染色体異常は胎児治療につながりにくいため，妊娠をあきらめようと考えても，わが国の法律では「胎児の障害」を理由とした中期中絶（通常の出産と同じ手順になります）が建前上，許されていないため，対応が非常に難しくなります。安易に受けるものでは決してありません。とくに被ばく不安を理由に出生前診断を受けたいと思われる方は，産科主治医と十分に相談するだけでなく，被ばく医療の知識がある臨床遺伝専門医や認定遺伝カウンセラーのカウンセリンを受けることが必須条件になります。

　ただ，現在わが国では全国的に高齢妊娠が増加していますが，今回の地震災害や原発事故の2次的な影響で望まずして高齢妊娠になってしまった方や，妊娠合併症が増加する可能性は十分に予想されます。妊娠についての一般的不安と考えて，産科主治医，臨床遺伝専門医，認定遺伝カウンセラーがきちんと相談に乗ってくれるでしょう。

（千代豪昭）

3. がんと健康

Q：「9歳の男の子が甲状腺の集団検診で『少し肥大しているので精密検査を受けるよう』に言われました。避難まで2日間、○○市にいたので被ばくさせてしまったようです。甲状腺がんになったらと責任を感じています」

A：ご両親のご心配と責任を感じる気持ちはよく理解できます。まずは病院で精密検査を受け、その結果を待ちましょう。一般に小児の甲状腺がんは100万人中数人と言われています（地域により異なります）。ただし旧ソ連のウクライナでは、チェルノブイリ事故の後3、4年目から甲状腺がんが増えはじめ、10年後に100万人あたり4人になりました。今回の福島の原発事故による甲状腺の被ばく量は、チェルノブイリ事故に比べてはるかに少ないです。チェルノブイリの事故では、放射性ヨウ素で汚染された牧草を食べた牛から搾った牛乳の摂取が原因でしたが、今回の事故では牛乳などの流通制限が速やかに行われ、被ばくの原因は大気中の放射性ヨウ素の吸入と食品からだと考えられています。チェルノブイリの原発事故での被ばくは地域によって異なりますが、避難した就学前小児の被ばくの甲状腺等価線量の平均値は490mSvと報告されています。一方、福島での原発事故時に避難した小児の被ばくは甲状腺等価線量の中間値が4.2mSv、最大線量は23mSvと報告されています。したがって、福島での甲状腺がんの発生はウクライナほど増えないと推測されます。しかし、念のために定期的な健診を受けて最善の策を一緒に考えましょう。 （古川洋一）

Q：「福島県の調査で、すでに甲状腺がんの子どもが3人も見つかったと報道されました。やはり今後、多くの子どもたちが甲状腺がんにかかるだろうという不安は本当だったのですね」

A：お子様の被ばくについてご心配な気持ちはよく理解できます。ロシ

アのチェルノブイリ事故の際には，事故から 3，4 年経ってから小児の甲状腺がんが増えだしました。原発事故から 3 年経った今回の甲状腺がんは，被ばくと関係しているとは考えにくいです。また，小児の甲状腺がんは稀な病気ですが，一般には行っていない甲状腺の検診を小児に行うことにより，普通では見つからない小さな病変が見つかった可能性が高いです。福島県が 2011 年 10 月から 2012 年 3 月に行った，18 歳以下の子どもに対する甲状腺の超音波検査では，0.027％に甲状腺がんが発見されました。この発見率の上昇は，感度の高い超音波検査法を用いたためと考えられます。今回の原発事故の放射線被ばくによる甲状腺がんは，福島で今後 50 年間に発見される甲状腺がんのたった 0.1 〜 0.3％でしかないと推測されています。甲状腺の超音波検査法によって，被ばくと関係のない早期の甲状腺がんの発見が増えるでしょう。しかし，早く見つかった甲状腺がんは治療でほとんど完治できます。まずは子どもたちに定期的な検診を受けてもらい，健康に成長することをみんなで見守っていきましょう。

(古川洋一)

Q：「子どもは放射線被ばくによりがんになりやすい言われていますよね。でも，かかりつけの医者は子どものがんは大人と比べて発生率がとても低いと言います。どちらが正しいのでしょうか」

A：もともとがんは年齢が上がるに従って発生頻度が増える病気です。小児白血病など一部のがんを除いて，小児は大人に比べてがんが少ないという，かかりつけの先生の説明は正しいです。一方，広島・長崎の原爆後 50 年間の追跡調査から，被ばくした時の年齢が 0 〜 5 歳までの子どもの場合，大人よりも少し固形がんのリスクが高いという報告があります。しかしそれは，被ばく線量が 1000mSv を超えた場合で，100mSv あたり大人が 1.1 倍に対して，子どもは 1.2 倍になりますが，統計学的な有意差はありません。また子どもの場合，代謝に必要なホルモンを作る甲状腺のがんのリスクが大人よりも高いと報告されています。しかしそれでも，小児甲状腺がんの頻度は，ウクライナでは 100 万人中 4 人

程度，ベラルーシでは100万人中40人程度です。今回の福島の原発事故での被ばく量は，チェルノブイリの事故よりもはるかに少ないので，発生率が急速に増えることはほとんど考えられません。しかしながら，子どもには甲状腺の定期的なスクリーニングを受けてもらい，万が一起こった場合は早めに見つかるようにしてあげましょう。　　　（古川洋一）

■**Q**：「インターネットに，福島に住んでいた子どもだけでなく，これから生れてくる子どもたちも成人するまでにがんが多発すると書いてありました。先生方は風評だとおっしゃるのですが，心配でなりません。とても福島に帰る気がしません」

■**A**：広島・長崎の原爆被爆者の大規模な追跡調査が行われ，被爆者の子どもたち7〜8万人にのぼる調査結果が1990年に報告されました。詳細な解析の結果，被爆者2世の周産期異常，胎児早期死亡，染色体均衡転座，性染色体異常，突然変異，遺伝性がんの6項目において，いずれも対照群との差がないとの結果でした。被爆者の両親の合計被爆線量は平均400mSvです。また治療のために放射線を受けた小児がんの子どもたちの研究で，彼らが大人になって結婚し生まれた子どもの染色体検査を調べても異常の頻度が低かったという報告があります。治療に用いられた線量は平均640mSvです。今回の原発事故による住民の方の当初4ヵ月間の被ばく線量は最大でも23mSvで，95％の人は5mSv未満でした。原爆や治療のための被ばくよりもかなり低いので，このレベルの被ばくによる次世代への影響はないと考えられています。

（古川洋一）

■**Q**：「オックスフォード調査」と呼ばれる小児がんの調査報告に低線量被ばくでも小児がんの発生率が40％も増加すると書いてあるそうです。先生のご意見をお聞かせください」

■**A**：1975年の報告で，胎児期の10mGy程度の被ばくで小児がん（白血病・

それ以外のがん）の発症リスクが1.4倍になるという報告ですが，1990年以後に様々な再調査がなされました。その結果，1990年のイタリアの調査(白血病)では1.1倍，1992年のアメリカの調査(肉腫)では0.8倍，1993年のアメリカの調査（肉腫）では2.1倍，1997年の南イギリスの調査（白血病）では0.72倍，2001年のドイツの調査（脳腫瘍）では0.8倍，2002年のスウェーデンの調査（白血病）では1.01倍，同年のアメリカ・カナダの共同調査（白血病）では1.16倍と，必ずしも一貫した結果は出ていません。その理由は，そもそも小児がんは少ないからです。小児がんの年間推定罹患率は子ども人口（15歳以下）10万人中の数名から15名ですので，もし1.2倍くらい多いとしても，子ども10万人中で被ばくで増えるのは2，3人です。実際には治療も進歩しており，心配しすぎるのも現実的ではないと思います。

(古川洋一)

■ Q：「もし子どもが将来，がんになった場合，それが放射線被ばくに原因するかどうかの診断は可能ですか」

■ A：がんは被ばくをしていない人でも高頻度に罹る病気です。生涯で日本人の2人に1人が罹ると推定されています。腫瘍細胞の中で被ばくによる影響を特異的に判別することはできませんので，放射線被ばくによるがんかそれ以外の要因によるものかを，現在の技術で診断することはできません。また，事故による被ばく以外にもわれわれは自然界の放射線を被ばくしていますし，放射線以外の環境要因で細胞やDNAに傷を起こすこともたくさんあります（例えば，喫煙・飲酒なども要因となります）。事故による被ばくがなくとも，日本人は生涯で平均150mSvの自然放射線を浴びています。また大地から浴びる自然放射線には地域差があり，岐阜県に住む人は神奈川県に住む人よりも生涯に30mSv程度多く被ばくします。被ばく量が事故によって数mSvから数十mSv増えたとしても，発がんのリスクにほとんど変化をしないレベルと考えられています。

(古川洋一)

■ Q&A

■ **Q**：「原発事故の後，避難に手間取ったので子どもたちが被ばくしてしまったことは否定できません。今後，どのような点に気をつけて健康管理すればよいのか，教えてください」

■ **A**：まず，まだ空間線量が高い地域がありますので，そのような地域にはなるべく立ち入らないこと，またその地域の野生のキノコや川魚などを食べる時は線量を調べてもらうと安心です。野菜や果物などは検査の済んだスーパーや商店で販売しているものを食べるということをまず守って，今後の被ばくを減らしてください。次に子どもたちには，地方自治体が提供する甲状腺スクリーニングを含む健康調査プログラムを受けてもらうことをお願いします。3つ目が，風評に惑わされて運動をしなかったり外出を控えたりすることにより，ストレスや生活習慣病のリスクが増える可能性があります。心配なことがあったら，市や病院での相談窓口で相談をして，正しい知識をもって過ごされるよう心がけてください。

（古川洋一）

4. 内部被ばくと健康

■Q：「ホールボディカウンターの検査を予約しました。この検査で何がわかるのでしょうか。検査日まで，どのような点に注意したらよいでしょうか」

■A：被ばくには外部被ばくと内部被ばくの2種類があることはご存じだと思います。その中でホールボディーカウンター（以下 WBC）は内部被ばくを測定する検査です。

　内部被ばくとは食品，水，空気などを摂取することを通して体内に放射性同位元素が取り込まれ，それらが出す放射線に被ばくすることを言います。内部被ばくを起こす放射性同位元素はセシウム 134，セシウム 137，ストロンチウム，プルトニウム，ヨウ素 131，カリウム 40 などがありますが，ホールボディカウンターで測定できるのはガンマ線を放出する同位元素，セシウム 134，セシウム 137，カリウム 40 などです。

　今回の福島第一原子力発電所事故ではセシウム 134 とセシウム 137 の排出された比率はほぼ 1：1 とされており，またストロンチウムやプルトニウムはセシウム 134 およびセシウム 137 に比して非常に少ないことがわかっています。現在，原発事故によってまき散らされた放射性物質の中で最も影響を与えうるのはセシウムであり，WBC はそのセシウムを重点的に計測しています。

　内部被ばくの検査は環境中に飛び交う放射線の中で，体内から発せられる微量の放射線を計測する検査であり，「雑音の中で，小さな音を聞き分ける」操作によく似ています。ですから，衣服に少しでも放射性同位元素が付着していると，本当の体内にある放射性物質の量を測定することができません。そこで，測定時には衣服を着替えていただき，またガイガーカウンターであらかじめ，衣服，髪の毛，皮膚に放射性同位元素が付着していないか精密にチェックする必要があります。その後，WBC の中に入ってもらい，2 分程度の測定を行います。

（及川友好）

■ Q&A

■**Q**:「ホールボディカウンターの検査を受けたところ,『測定限界以下』との結果をいただきました。内部被ばくは全くしていないと判断してよいのですか」

■**A**:そうではありません。ホールボディーカウンター（以下 WBC）にも,検出限界が存在します。精度のよい WBC でも 2 分間の計測で,200 〜 250Bq/body 程度の検出限界があり,それ以下の内部被ばくは測定できません。しかしながら,もし仮に 249Bq のセシウム 137 が体内に存在したとしても,大人で約 0.01mSv/y の被ばくにしかならず,一生のうちに被ばくする内部被ばく量（実効線量）も 0.076mSv とわずかであり,健康に害を及ぼす内部被ばくはないと考えられます。なお,実効線量は原子力発電所事故の際にのみ被ばくしたと考えて計算しております。

(及川友好)

■**Q**:「原発事故が起こってから 2 日後に,5 歳の孫が自宅の井戸水を何回か飲んだようです。1 年も経過した現在,ホールボディカウンター検査で安全性を確認できるでしょうか」

■**A**:ヨウ素は水に溶けやすく,事故直後の水道水からも,わずかながら放射性ヨウ素が検出されています。しかしながら,井戸水からはほとんど検出されませんでした。これはほとんどの井戸にふたがしてあったためと思われます。

さて,放射性ヨウ素は半減期が 8 日と短く,1 年後ではいかなる測定装置を用いても残存しているヨウ素を計測することができません。現在は,原発事故の際に放出されたヨウ素セシウム比の差を,実測から求めて,それを WBC の結果に適応する形で,原発事故当時の放射性ヨウ素の線量を求める試みがなされています。

われわれのホールボディカウンター検査から,放射性のセシウムによる事故初期の内部被ばく量は,ほとんどの方で 1mSv 未満であることがわかっています。そこから推定すると,たとえヨウ素による内部被ばくが存在していたとしても,甲状腺がんを発症するほどの被ばく量

ではなかったと推定することができます。　　　　　　　　　（及川友好）

Q：「中学生の子どもが尿検査で内部被ばくの検査をしたところ，兄は『3ヵ月後に再検』，弟は『検出せず』と報告されました。兄はすぐにホールボディカウンター検査を受けたほうがよいのでしょうか」

A：尿中のセシウム量から内部被ばくを推定することはある程度可能ですが，時間帯によって尿の濃さが異なるように，尿中セシウムは尿量やその成分は体調や生活の変化に大きな影響を受けます。可能であればリットル単位の蓄尿した検体でのセシウムを測定することが理想とされます。また，複数回の検査が望ましいと言われています。

　ホールボディカウンターは体全体を計測するため，2分間の計測でもかなり細かいレベルまで（250Bq/body 程度）計測が可能です。健康への影響を考える際に十分なレベルまで細かく計測がなされていると考えます。尿検査で同様のレベルまで計測する場合，リットル単位の蓄尿と，数時間の検査時間が必要です。もし，それ以上の時間と蓄尿を行えば，理論上はホールボディカウンターよりも精度の高い検査が可能になります。

　さて，再検査とされた兄については，尿検査で「3ヵ月後に再検」と報告されていますが，同じような生活をしている弟から検出されなかったことを考えると，尿中セシウムは微量であったと推測されます。もちろん，ホールボディカウンター検査を行っている多くの施設では，いつでも検査を受け付けていますので対応可能ですが，まずは食生活を見直し，定期的な検査を受けることが重要だと考えます。今後の追加被ばくがないことを確認するためにも，より簡便に検査ができるホールボディカウンターで定期的な内部被ばく検診を受けるとよいでしょう。なお，現時点では内部被ばくの99％は食品が原因です。生活においては追加の内部被ばくを避けるため，特に出荷制限のかかる未検査の食品を摂取することは避け，放射線サーベイを受けた流通食品を食べるようにしましょう。

　　　　　　　　　　　　　　　　　　　　　　　　　　（及川友好）

■ Q&A

■**Q**:「ホールボディカウンターの検査を受けましたが，セシウム134とセシウム137だけを測定したとのことです。どうして他の放射性物質の検査をしないのですか」

■**A**:ホールボディカウンターは体内からのガンマ線を測定する器械です。主に放射性セシウムによる内部被ばくや放射性カリウムが測定されます。ストロンチウムなどのベータ線を出す核種は体内で吸収されてしまい，体の外側から計測することができません。

　ただ，全くその量も推定できないかというと，そうではありません。他の放射性物質は，放出された際のセシウム134やセシウム137との比率で考えることができます。例えば，土壌中の放射性セシウムと放射性ストロンチウムの比は1000対1程度であることがわかっており，セシウムの影響が全体の核種の中ではほとんどを占めることがわかっています。もちろん，セシウム以外の核種の影響がないということではないですが，他の放射性物質も比率から推定することができますので，そのためセシウムの管理をきちんとすることが大切です。　　（及川友好）

■**Q**:「ホールボディカウンター検査では，どうして身体に危険といわれているストロンチウムやポロニウムの検査をしてくれないのですか」

■**A**:＜前述の説明に以下の説明を加える＞ポロニウムが放出する放射線は，そのほとんどがアルファ線であり，ガンマ線はほとんど放出しません。そのためホールボディカウンターでは検出することは困難です。

（及川友好）

■**Q**:「ホールボディカウンターの検査で，夫がセシウム137に400Bqも被ばくしていました。夫の健康がとても不安です」

■**A**:仮に1年後の被ばくが400Bq/bodyとして，実行預託線量（生涯にわたる内部被ばくの総和）は0.062mSvであり，健康に影響がある数値では決してありません。被ばく線量としては非常に低く，心配ないと

思われます。また，継続的に内部被ばくを測定し追加被ばくがないことを確認すれば，安心して生活できます。
(及川友好)

■Q：「夫婦でホールボディカウンター検査を受けたのですが，夫のセシウム 134 は検出限界以下だったのですが，セシウム 137 が 300Bq 検出されました。妻は共に検出されませんでした。一緒に暮らしていたのに不思議です」

■A：放射能量が 1/2 になる時期を物理学的半減期といいますが，放射性セシウムには半減期 2 年のセシウム 134 と半減期 30 年のセシウム 137 の 2 通りがあります。体内に取り込まれた放射性セシウムは，放射性物質が崩壊する前に，尿や大便，汗などからも体外に排出されます。体内の放射性セシウムが 1/2 になる時期を生物学的半減期といいます。例えば放射性セシウムの生物学的半減期は成人で約 100 日とされますが，代謝の速い子どもや乳児は早くなり，また性別では女性が早く生物学的半減期が訪れます。そのため同様の生活をしていても，当院の検査にて高齢の男性にセシウムが残存していることが多く，男性である夫のみから放射性セシウムが検出されたと考えられます。もちろん，生活が完全に同じであることが前提になりますので，定期的にチェックを行うことで，夫の値も低下していくかモニターすることが必要と考えます。
(及川友好)

■Q：「子どもは成人より放射線の影響が強いと言われていますが，男性と女性では内部被ばくの影響は同じですか」

■A：放射線の影響は確率的影響と確定的影響があります。確率的影響はがんや白血病，遺伝への影響などがありますが，これらは生じる確率が増えるという意味であり，必ずこれらの病気が発症するわけでは全くありません。一方，確定的影響は，ある線量以上を被ばくすれば必ず生じる影響で，脱毛，白内障，皮膚障害などの障害がそれに当たります。

確率的影響も確定的影響も遺伝を除けば男女差はほとんどありません。

　遺伝，生殖に際しては男女の放射線被ばくに差が生じます。男性は被ばくにより精子が傷害され，男性不妊の問題が生じます。一時的不妊は150mSv以上の被ばくで生じ，永久不妊は3500mSv以上で生じると言われています。なお男性の場合，一時的に不妊に陥っても，精子が再度作られるようになると正常妊娠可能で，放射線による特異的な影響はないと言われています。女性においては，広島・長崎の原爆被爆者の研究から，妊娠初期に200mGy（≒200mSv）を超えるような高い被ばくをした妊婦にのみ小頭症の子どもが増えたことが報告されていますが，100mGyを下回る線量の妊婦に異常はみられませんでした。この結果を踏まえ，国際放射線防護委員会（ICRP）は「100mGy未満の被ばくの場合には，妊娠中絶をする理由はない」と勧告しています。また，広島・長崎の被爆者の遺伝的影響は二世調査によってなされていますが，がん，白血病をはじめとして病気が増えた報告はありません。

　現時点は，精子や卵子などの生殖細胞は非常に高い線量を被ばくしたときのみに遺伝的影響が生じると考えられています。福島での被ばくは，外部被ばく・内部被ばくを含めても，初期に100mSvを超える被ばくはありません。また広島，長崎，チェルノブイリに比べてもかなり低いことから，次世代への影響は少ないと思われます。

（及川友好）

Q：「ホールボディカウンターの検査を受けましたが，預託線量のデータが添えられていました。検査用紙に書かれていた説明文が理解できません。わかりやすく教えてください」

A：内部被ばくは，放射性物質を摂取した瞬間だけに起こるのではなく，体内に入った放射性物質が排泄されるか物理的な崩壊により減衰するまで起こります。この体内に取り込まれた放射性物質による被ばくを，およそ一生分についてまとめて足し合わせた値を預託線量（預託実効線量）といいます。

成人では放射性物質を摂取後50年間、子どもは70歳になるまでの年数で計算しています。現在内部被ばくの主要原因となっているセシウムは摂取されても4ヵ月程度で体内量が半分になりますが、摂取直後の話ではなく、今後の影響をまとめて足し合わせた値が預託実効線量になります。

(及川友好)

■Q：「ホールボディカウンターで報告される預託線量のデータは、過去の内部被ばくの実態はもちろん、これからの生活における被ばくの実態が反映されているのでしょうか。データをどのように活用したらよいのかわかりません」

■A：ホールボディカウンターによる内部被ばく測定では、測定した時点で、どれだけ体内に放射性セシウムが残存しているかを判定しています。体から放射性物質が順次排泄されるため、数年前に体内に侵入したと思われる放射性物質の量がいくらだったかを計測することはできません。ですので、現在の検査で、2011年の事故直後の被ばく量を計測することはできません。しかしながら、体内に摂取された放射性物質は直ぐに排泄されるわけではないので、検査を受けた時期の前1年間程度の間に体内にどの程度放射性物質が摂取されていたのかを推定することはできます。定期的な内部被ばく検診にて放射性物質が検出されないとすれば、日常生活での体内への追加被ばくがほとんどないことがわかります。ホールボディカウンターによる内部被ばくの検査は繰り返し行われることで、生活被ばくの実態が把握できます。

(及川友好)

■Q：「ホールボディカウンター検査の結果説明で、医師から『誰でも身体の中に自然放射性物質の放射性カリウムや放射性炭素があるから数千Bqの放射線を出している。セシウム137が300Bq程度検出されたとしても心配ない』と言われました。インターネットでは『同じベク

■ Q&A

レル数でもセシウム 137 は放射性カリウムよりずっと危険』と言われています。どちらが正しいのでしょうか」

A：カリウムは広く自然界に存在し，生体においては欠くことのできない物質です。人間の体には体重 1kg 中に約 2g のカリウムが含まれていますが，そのほとんどが放射線を出さないカリウムです。放射線を出すカリウムは全カリウム中の約 0.01％であり，カリウム 40 と呼ばれています。ホールボディカウンターでカリウム 40 による内部被ばくを測定すると，成人ではカリウム 40 により 3000 〜 6000Bq 程度が検出され，われわれ人類は今回の事故の影響による被ばくがなくても自然に存在するカリウム 40 からごく少量の内部被ばくが生じていることがわかります。カリウム 40 による内部被ばくは年間 0.17mSv であり，日本における自然放射線の約 10％を占めます。

　さて，カリウム 40 とセシウム 137 の内部被ばくの違いですが，放射性物質は異なっていても，放出する放射線の種類（ベータ線やガンマ線など）が異なるわけではありません。セシウムが放出するベータ線も，カリウムやストロンチウムが出すベータ線も，同じベータ線です。ただ，ベータ線やガンマ線のもつエネルギーの強さが異なり，放出する放射線量も異なります。例えば，放射性物質が崩壊する数が同じでも（同じベクレル数でも）セシウム 137 はカリウム 40 の 2 倍の放射線量があります。このように各放射性物質により同じベクレル数でも放射線量が異なりますが，それも考慮に入れたうえで実効線量係数という値（人体への影響の大きさ）が計算されます。実効線量係数が 2 倍なら，人体に対する影響も 2 倍と考えられます。セシウム 137 の実効線量係数がカリウム 40 の 2 倍であり，同じベクレル数であれば，人体への影響も 2 倍であることは確かです。すなわち，カリウム 40 がセシウム 137 の 10 倍のベクレル数があるとすれば，人体への影響はトータルで考えて，カリウムのほうがセシウムの 5 倍（10/2=5）であると計算できます。

　放射線の影響は 0 か 1 かではありませんし，人体への影響力が 2 倍であることで「セシウム 137 よりずっと危険」と考えるかどうかは，人それぞれであると思います。

(及川友好)

5. 被災地における生活と健康・子育て

■ **Q**：「私たちは福島に原発を受け入れました。その結果がこんなことになって。子どもや孫に申し訳ないと思っています（ある高齢の住民の相談）」

■ **A**：同じような思い（罪悪感）を複数の住民から打ち明けられました。多くは年配・高齢の住民ですが，原発事故が原因のカウンセリングならではのテーマです。このような罪悪感をもつ住民の存在は，外から被災地に入った医療従事者は必ず理解しておかねばなりません。「原発が来るまでは私たちの村は本当に貧乏で，子どもの頃はお菓子など食べたことがなかった。今のように町ができて都会なみの生活ができるようになったのは，原発が来てからです。私たちがそれを望んだのですが，それが今回の災害の原因と思います」と述懐された方もいました。少なからぬ住民が電力会社に対して複雑な気持ちをもっています。若い方たちには逆に被害者意識が強く出る傾向がありますが，住民の半数以上を占める高齢の方々（避難せずに被災地に残った方に多い）の罪悪感を見逃してはいけません。特殊な例では，電力会社の社員の家族が身分を隠してカウンセリングにみえたこともあります。同じように強い罪悪感を打ち明けました。

　このような罪悪感が強いクライエントに対応する基本は，
・受容的な態度に徹すること。話の腰をおらず，ゆっくり話を聞きましょう。「そんなことはありませんよ」などカウンセラーは「励ます」つもりでも，クライエントには「わかってくれない」と感じることが多いので，安易な励ましは無用です。「辛い気持ち」を受け入れることが大切です。「よく頑張られましたね」など肯定的な「間の手」はかまいません。
・罪悪感が強すぎる（そのために正常な生活ができない，家族関係や社会とのつながりが崩れている）などの場合は背景に精神疾患があるかも知れません。その可能性がある場合は心理専門職や精神科医にリ

ファーしましょう。不眠や食欲不振・体重減少, 疲労感などの自覚症状, 生活習慣病など健康上からのアプローチも有効です。
- どのようなきっかけで罪悪感を抱くようになったか, 探ることも必要です。災害による肉親の喪失, 避難に伴う問題, 被災地での生活の困窮, 除染に伴う不安, 将来不安, 家族・友人関係, 心無い報道, 行政との対応など, 罪悪感を強調する背景は多々あり, 個別の対応が必要です。
- 罪悪感は自分で乗り越えることが大切ですが, 仲間や家族の存在が有効なことがあります。とくにカウンセラーなど, 辛い時にいつでも話を聞いてもらえる社会資源の存在は有効です (保健師などへのリファー)。

　クライエントが自分の罪悪感をカウンセラーに打ち明けるということは, クライエントとカウンセラー間の信頼関係がかなり確立していると判断できます。この場合にはカウンセラー自身の気持ちを表出する実存主義的カウンセリングも試みては如何でしょうか。ただ, 政治的に中立的立場をとることはカウンセラーとして絶対条件です。罪悪感を特定の対象 (国や電力会社など) への「怒り」に転化しようとしてはいけません。当面の罪悪感の進行は回避できてもクライエント自身の問題解決には結びつかず, かえって自己破壊につながる危険があるからです。「昔の事情は私にはよくわかりませんが, あなた一人ではなく, 皆さんが子孫の幸福のために原発設置を受け入れたのでしょう。そのお陰で今の生活があるのだと思います。地域の皆さんだけではなく, 多くの国民がその恩恵を受けたのです。地震は自然災害ですし, 事故を予防できなかったのはあなたの責任ではありません。私たち国民すべてがその責任を負わなくてはなりません。あなたの気持ちを聞いて, 私自身も心から申し訳ないという気持ちになりました」というように。

　利便性とリスクをどう選択するかという永遠の課題があります。私たちの遺伝臨床の現場では確率事象が多いので, クライエントとこの問題をよく話しあいます。ほとんどの方が健康に復帰できる外科手術でも一部の方は不成功に終わります。自然・人為的現象はほとんどが確率事象です。毎年 1 万人近くの方が交通事故で死亡するのに, 車社会を

止めようという国民がほとんどいないのは何故でしょうか。リスクを下げるのは技術者の大きな目標ですが，科学技術の安全性に「絶対安全」はあり得ません。公平性を担保したうえでの利便性の追及とリスクの低減は，科学の領域では長く続いてきた課題なのです。宗教や運命論に逃れるのも1つの方法でしょう。ただ，運命論者には申し訳ありませんが，運命と偶然（リスクに置き換えてもよい）の違いは紙一重なのではないかと思います。

（千代豪昭）

Q：「避難先で子どもが学校でいじめられた。やはり南相馬に帰りたいと思うが，こわくてそれもできない」

A：避難先の学校で福島の子どもたち（小学生）が「放射能」とか「汚染物質」と呼ばれていじめられたという話は，事故後1年以上たった段階でもカウンセリングの現場でよく聞かれました。暖かく迎え入れてくれた避難先でも，なかなか新しい環境に慣れずに「いつになったら前の学校に帰れるの」と親に聞く子どもも少なくありません。子どもは環境適応力が極めて強いものですが，個人差や環境により不適応症の症状がでる場合もあります。規則正しい生活ができなくなったり，これまで熱中していたことを止めた時（例えば友人とのメール交換を急に止めたなど）は要注意です。「いじめ」は初期対応が大切ですが，本人が訴えない場合が多いので，わかった時にはすでに事態が進んでいる場合も少なくありません。すぐに担任の先生と相談しましょう。色々な対応策をとってもらえると思います。

（千代豪昭）

Q：「○○県のアパートに母子で避難した。災害後5ヵ月もたって，5歳の子どもに夜尿症が始まり，おかしな行動が出現した。小児科に受診したらPTSDではないかと言われた。どうすればよいのだろうか」

A：母親が自分の子どものおかしな行動と考えた内容は，「深夜に起きて泣きだす（夜驚症）」，「意味のない繰り返し動作（階段を何度も上が

り直すので登れない，服を何度も着なおす）の出現」などでした。夜尿症には色々な原因がありますが，小児科医と相談のうえ，過飲や生活リズムの乱れなど思い当たる原因がなければ心因性のものが考えられます。子どもの不安は親の行動や心理状態を反映します。大人にとっても大変な経験だった地震直後の混乱が，半年以上たって子どもにPTSDとして発現してくることは珍しくありません。子どものPTSDの診断は小児精神科医や心理専門職をリファーしてください。診断と同時に対応を考えてもらえます。受診の際には母親またはご両親が子どもに付添って受診してください。時にはご両親への心理的介入が子どものPTSDの治療に必要な場合もあります。PTSDは子どもの人格形成にも影響しますので，軽く考えてはいけません（このケースでは，母親が〇〇市に戻り，家族が一緒に生活するようにしたところ，子どもの症状は消えました。子どもは定期的にプレイテラピィを受け，臨床心理士の指導を受けながら保育所の生活にも適応していきました）。　　（千代豪昭）

■ **Q**：「夫を自宅に残して，母と2歳の子どもで避難生活をしています。自宅の玄関先で1年前は空中線量が0.35μSv/hでしたが，現在は0.20μSv/hに下がっています。そろそろ帰宅して夫と家族3人で暮らしたいのですが，周囲の友人たちは『子どものためには帰るべきではない』と言います。先生の意見を聞かせてください」

■ **A**：小児科医の立場から回答させていただきます。幼児期の成育環境が子どもの発達や人格形成に与える影響は大きなものがあります。避難先での母子だけの環境が悪いという意味では決してありませんが，「一時的な避難生活」の環境はご夫婦にとっても理想とは程遠い環境ですし，母親にストレスのある生活は子どもの成育環境にも好ましくない要因があるかも知れません。一方，災害後2年が経過して大幅に改善されてきたといっても，被災地の育児環境は災害以前の状況と同じではありません（保育施設・医療環境などハード面，子どもの遊び場，保育士など人的環境など）。被災地の育児環境について，ご近所の知りあいや，

市・NPO（育児支援グループ）の意見を十分に聞いてください。もし、保育所を利用されるなら、施設に出向いて責任者の意見を聞くことも大切です。私たちは避難生活で出現した子どものPTSDが自宅に戻ったら軽減した例も体験しています。

　ご提示された生活環境の放射線量については、すでに子育てに影響があるレベルではありませんが、子どもは泥まみれになって遊ぶものです。遊園地や砂場で経口的に内部被ばくしないか心配される気持ちはよく理解できます。これまでの調査では内部被ばくはほとんどが家庭菜園などからの食物経由であることがわかっています（泥遊びから体内に入る量は少ない）。手洗いの習慣をきっちりつけること、遊びから帰ったら着替えの習慣、いつも遊ぶ場所の除染を行っておくなど基本的なことに心がければ心配ありません。子どもの活動範囲（自宅屋内、庭、自宅周辺）の線量については、市や除染を専門に行っているNPO団体の意見を聞いたり、実際の測定により安全を確認しておくと安心ですね。また、子どもは新陳代謝が速いので、もし放射性物質が体内に入っても成人の2倍ほどの速さで体外に排泄されることも知っておきましょう。

　避難地の友人の方々は好意から心配されているのでしょうが、どちらの育児環境を選ぶかは、ご夫婦が主体となって決断すべきです。

（千代豪昭）

Q：「公式の発表では、『事故原発から25km離れた○○市の住民の平均的な1年間の被ばく量は数mSvを超えていないと考えられる』と言われています。しかし、このまま住み続けると毎年被ばくが続くわけですから、とても心配です」

A：ご心配な気持ちはよく理解できます。私たち日本人は一生の間に300mSv程度の放射線に被ばくしています（自然放射線1.5〜2mSv/y＋医療被ばく2mSv/y、80歳まで生きるとして）。一度に300mSvの被ばくをすれば身体に何らかの影響が出ますが、長年にわたり少しずつ被

117

ばくする場合は生体のDNA修復能が影響の発現を抑えてくれると考えられています。○○市の被ばく線量が年間数mSvで今後も変わらないとすると，20年間に100mSv前後の被ばく量が一生の被ばく量に加算されることになりますね。実際には環境放射性物質は年々減少していきますので実際の被ばく量は計算値よりはるかに少ないはずです。また，平時の自然被ばくの2倍以下の被ばく量の増加で健康障害が出るとは医学常識では考えられません。実際，世界には年間の自然被ばく量が10mSv/yを超える地域はいくらでもあり，疫学調査によっても健康障害は報告されていません。

ただ，○○市で生活を続けるにあたって，次のことは守ってください。

①居住空間の被ばく線量のチェック。市やNPO（除染の専門家）に居住空間の線量について相談すると色々な指導を受けられます。

②内部被ばくの防止。安全が確認されるまでは家庭菜園の野菜や果物の摂取は控えてください。スーパーや専門店など流通している食品は安全です。

③定期的な健康診断。年に1度は健康診断を受けましょう。未成年者については放射線被ばくの影響を配慮した専門的な検診計画がありますので，市の健康課で相談してください。

④被ばく以外にも「がん」や健康を害する要因はたくさんあります。この際，日常生活の健康習慣を見直し，健康増進に努めましょう。市や保健所でも相談にのってくれます。多くの方が健康習慣を見直しただけで，年間数mSv程度の健康への影響は十分にカバーできるというのが，私たち放射線健康カウンセリングに従事している医師の主張です。今回の事故をきっかけに，福島県が全国一の長寿県になることも夢ではありません。

(千代豪昭)

■Q：「2ヵ月の赤ん坊がいるのですが，母乳をあげ続けてもいいでしょうか？　母乳から放射性物質が検出されたというニュースをみましたが，大丈夫でしょうか？」

A：母乳を通しての子どもへの影響を心配されるお気持はよくわかります。ただし結論から言えば母乳をやめる必要はありませんし，むしろこのような時だからこそ母乳を続けることにメリットがあるでしょう。

母乳中に含まれる放射性物質のデータとして，2011年4月下旬と2011年5～6月に実施された2つ調査報告がありました。前者の4月下旬の調査では，福島県，茨城県，千葉県の一部の母親の母乳から放射性物質が検出されましたが，東京都や埼玉県では不検出でした。母乳から放射性物質が検出されたということで当時センセーショナルに報道されましたが，実際には検出されたヨウ素，セシウムともごく微量であり，食品中の暫定規制値と比べても極めて低い値でした。後者の5～6月の調査では，ヨウ素は全員が不検出，セシウムに関しては福島県内の一部の母親からぎりぎり検出される程度の低いレベルでのみ認められています。

仮に原発事故直後のこの時期に授乳していたとしても，乳児が摂取した放射性物質のレベルはかなり低いものです。もちろん不必要な被ばくはないにこしたことはありませんが，放射性カリウムなどの自然放射性物質の摂取による年間実効線量0.4mSvと比べても，母乳からの追加被ばく線量はとくに問題となる量でないことは明らかです。

2011年8月までの流通食品中に含まれる放射性物質の測定データによる被ばく線量の推計値が厚労省から発表されています。
http://www.mhlw.go.jp/stf/shingi/2r9852000001tsmk-att/2r9852000001tt3v.pdf
http://www.mhlw.go.jp/stf/shingi/2r9852000001tsmk-att/2r9852000001tt3v.pdf
厚生労働省・食品衛生審議会食品衛生分科会放射性物質対策部会「実際の被ばく線量の推計について」(2011年10月31日)

中央値濃度の食品を継続して摂取していた場合，あるいは高濃度（90パーセンタイル）の食品を継続して摂取していた場合でも，母乳摂取のみの乳児における年間被ばく量でそれぞれ0.041mSv，0.142mSvという低値であることが示されています。すなわち事故後半年くらいの間

の授乳に関してもほぼ問題ないといっても間違いありません。

　南相馬市立病院のホールボディカウンター（WBC）による内部被ばくの検査においては，子どもの99.9％，大人の97％程度が検出限界以下という状況です（2012年12月時点）。食品に関して通常に購入して摂取しているかぎり，ほぼ全員が検出限界以下になっています。明らかに放射性物質が含まれていて出荷制限がかかっている地元の食材（例えばキノコやイノシシの肉，柑橘類，柿など）といったものを避ければ，授乳に関してもリスクはほとんどありません。　　　　　　　　（室月　淳）

Q：「できるかぎり母乳育児をしようとがんばってきましたが，不安な母乳はやめてミルクでいいのではないかと周りからも強く勧められています」

A：周りからいろいろ言われて，ひとりで苦労されているのですね。結論から言いますと，母乳をやめて人工乳に変える必要はありません。母乳は人工乳と同等のものではなく，母子の双方にとって大きな利益があります。仮に災害直後であっても，児の感染予防効果などいつも以上にメリットがあると考えられます。

（以下は解説です）

　しかし，このときカウンセラーは，母乳の安全性とメリットを説明し，母乳育児継続を励ます場合には注意が必要です。このような相談を受けた場合，まずクライエントの体験をありのままに聞くことが大切と考えられます。医学的な判断は横において，まずクライエント本人が母乳育児についてどのように考え，周囲からどのようなことを言われ，そしてどのような気持ちとなったのか，その体験に焦点を当てて，カウンセラーは判断や評価もくださずに傾聴することが大切です。

　カウンセラーの医療専門職としての視点から「そんなふうに思う必要はない」と判断されるような思いであったとしても，クライエントに対しては「そう思ったのですね」とただそのままに思いを聞いてあげます。そして，そのつらさ，苦しさに共感し，共有していくことが大切です。

おそらくクライエントが一番求めているのは，母乳育児をめぐる他人との葛藤の体験を他の誰かと共有することであり，その思いを評価されることでも判断されることでもありません．逆に，クライエントの体験を十分に共有できたあとで，はじめて専門的なアドバイスが有効となってくるのです．

　結果として，母乳育児を継続できた場合でも，逆に母乳育児に挫折した場合でも，クライエント自身がこういった体験を正面から見つめ，受けとめないかぎり，その後何年も繰り返す子育ての過程で同じような問題が何度でも生じて，そのつど同じことを繰り返すことになります．仮にそれが母乳育児についての挫折体験であったとしても，それをありのままに，ときには涙を流しながら語るということ，それをただありのままに聞くということによって，その後のクライエントの貴重な成長の契機に転化できるようになっていきます．　　　　　（室月　淳）

5 参考資料

放射線被曝への不安を軽減するために
－遺伝カウンセリングの専門家が語る放射線被曝の知識－

▶「NPO法人 遺伝カウンセリング・ジャパン」のホームページより許可を得て転載

放射線被曝への不安を軽減するために

- 遺伝カウンセリングの専門家が語る放射線被曝の知識 -

初版　2011 年 4 月 18 日
　　　　　5 月　　10　（改訂）
　　　　　5 月 29 日　（改訂）
　　　　　6 月 30 日　（改訂）
　　　　　7 月　 4 日　（改訂）
　　2014 年 3 月　 5 日　（改訂）

執筆：千代豪昭（日本遺伝カウンセリング学会理事）

協力
NPO 法人「遺伝カウンセリング・ジャパン」
日本認定遺伝カウンセラー協会
日本遺伝カウンセリング学会

▶ NPO 法人 遺伝カウンセリング・ジャパンのホームページよりダウンロードできます。
　　　http://www.npo-gc.jpn.org/

はじめに

2011 年 3 月 11 日に発生した東日本大震災で亡くなられた方のご冥福を心からお祈り申し上げます。また、多くの被災者の皆様のご心痛やご苦労に心からお見舞い申し上げるとともに、一日でも早い復興をお祈りしております。今回の震災では、原子力発電所の被災による深刻な事故が発生し、地区住民の皆様や国民だけでなく、世界的規模で不安が発生しました。放射線被曝への不安が、震災復興への活動に大きな影響を与えることを考えると、直接被災者の方々のご苦労がどんなに大きいかと思う一方で、可能な支援をできるだけ実行していくことの重要性を強く認識します。NPO 法人　遺伝カウンセリング・ジャパンは世に出てまだ日が浅いわが国の認定遺伝カウンセラーを支援する NPO 法人です。認定遺伝カウンセラーは遺伝に関する不安を持った人々にカウンセリングを行なう専門職ですが、日頃から医療被曝など放射線被曝の相談を受ける機会も少なくありません。私たちが持っている知識やカウンセリング技術で、今回の被曝に関して不安を持っている方々に対して貢献することはないかと考えて、この小冊子を作りました。

昨今の報道を見てみますと、被曝対策に関する公的な報道はその真意が理解しにくい、報道機関による専門家の解説は難しすぎて理解が難しいなど、「理解しにくい」ことがより大きな不安材料になっているように見受けられます。本冊子は、専門家の難解な解説と国民のニーズのギャップを埋めることを目的に執筆しました。日頃、放射線の勉強をしたことのない一般の皆様には理解が難しいところもあるかと思います。しかし、皆様の周囲には医療を学んだ方、学校の理科の先生、日頃から科学好きな方など被曝について勉強したい方は沢山いらっしゃると思います。そのような方にとって本冊子は充分に理解できる内容だと思います。どうか、本冊子を読んで、周囲の方に説明してあげてください。多くの住民に影響を与えるオピニオン・リーダーを支援することにより、より多くの方々の不安を取り除くのが、今は最も大切と考えたのです。認定遺伝カウンセラーや心理カウンセラーなどカウンセリングの専門家も、被曝のカウンセリングには科学的な背景の理解が必須です。カウンセリングの専門家だけではなく、遺伝カウンセリングが必要な場面に遭遇する専門医の方々にも、知識を整理するため本冊子をご利用いただければ幸いです。

1

目　次

はじめに………………………………………………………………………………………… 1
基礎編 …………………………………………………………………………………………… 2
　Q1　「放射線の本体について教えてください」………………………………………… 2
　Q2　「放射線は目に見えませんが、どうやって測定するのですか。ベクレルとかシーベルトなど普段馴染みのない数値が報道されているので、よく理解ができず、よけいに怖くなります」………………………………………………………………………………… 2
　Q3　「病院のレントゲン撮影で受ける放射線と、今回被曝が心配されている放射線は違うのですよね」………………………………………………………………………………… 4
　Q4　「蛍光灯や電子レンジからは放射線がでますか」………………………………… 4
　Q5　「放射性物質と放射線は同じものですか」………………………………………… 5
健康編 …………………………………………………………………………………………… 6
　Q6　「被曝（ひばく）って、恐ろしい言葉に聞こえますが・・・」………………… 6
　Q7　「放射線はなぜ健康に影響を与えるのですか」…………………………………… 6
　Q8　「放射線が人間にどのような健康被害を与えるのか教えてください」………… 7
　Q9　「今回の報道でよく聞かれる『ただちに』というのは短期的影響の話なのですね。だとすると、長期的な影響が心配です」………………………………………………… 8
　Q10　「『がん』や先天異常は被曝以外の原因でも増加すると聞いていますが、被曝との関係はどうなるのでしょうか」……………………………………………………………… 10
　Q11　「私たちは日常生活で自然に放射線を浴びていると聞きましたが、本当ですか。なぜ、健康被害が問題にならないのですか」………………………………………………… 10
　Q12　「病院でX線撮影を受けると被曝すると言われますが、健康への影響はないのでしょうか」……………………………………………………………………………………… 11
　Q13　「被曝により奇形をもった子供が生れると聞いたことがありますが、これも長期的影響の一つなのでしょうか」……………………………………………………………… 12
　Q14　「放射線被曝の影響に個人差はありますか」…………………………………… 13
　Q15　「放射線被曝には、健康の面から『これ以下なら安全』という閾値があるのですか」……………………………………………………………………………………………… 13
　Q16[*2]　「一般の住民の被爆許容線量は年間1ミリシーベルト以下と言われているそうですが、その根拠を教えてください」……………………………………………………… 14
　Q17　「自分がどれだけ被曝したか知りたいと思います。累積被曝線量は病院で検査してもらえますか」……………………………………………………………………………… 15
　Q18　「水道水の放射性物質による汚染と、野菜などの食品の汚染は同じように考えてよいのでしょうか」…………………………………………………………………………… 16
　Q19　「汚染した水道水を飲んだ場合、人体がどれくらい被曝するかという話は理解できました。では、汚染した水を使って顔や手を洗ったり、風呂の水として使うのは心配ないのでしょうか」…………………………………………………………………………… 16
　Q20　「野菜や魚の放射能汚染については、『暫定規制値』という数値が色々出てくるのですが、よく理解できません。食べるものすべてが怖くなります。」……………… 17
　Q21[*2]　「せっかくの新茶が放射性物質に汚染されていると報道されました。どれくらい危険なのでしょうか」……………………………………………………………………… 18
　Q22　「農地や家畜の放射線物質による汚染は今後、どうなるのでしょうか」…… 19

126

Q23 「放射性物質により汚染された土地には人が住めるようになるのでしょうか」 ··· 20
Q24 「避難指示の根拠について、もう少し詳しく教えてください」 ············· 21
Q25*2 「居住可能かどうかの判定に年間２０ミリシーベルトの被爆に相当する空中放射線量が基準にされていますが、その根拠はあるのですか」 ············· 22
Q26*2 「２０ミリシーベルト／年間 は子どもの居住可能線量限度として採用してもよいのでしょうか」 ··· 22
Q27*2 「学校の校庭の空中放射線量を３．８マイクロシーベルト／時 までなら安全という政府の方針について、安全の根拠を教えてください」 ··············· 23
Q28*2 「医療被爆がその例ですが、被爆をある程度の代償と考えて我慢すべき場合もあると言われても、その判断を自分でやれと言われても困ります」 ········· 24
Q29 「日本沿岸では海水浴などできなくなる可能性はありますか」 ············· 24
Q30 「今回の事故のあと、世界各地で放射能汚染が確認されていますが、本当なのでしょうか。北海道や九州も汚染されると考えると怖いです」 ············· 24
Q31*2 「ICRP とか、BEIR など普段聞かない国際委員会の名前が出てきますが、どのような目的で作られた委員会なのか、よくわかりません」 ················ 25
Q32 「今回の原発事故でも将来、住民の健康調査が行われるのでしょうか」 ······· 25
おわりに ··· 27

127

■ 参考資料

基礎編

Q1 「放射線の本体について教えてください」

あらゆる物質は分子からできていますが、分子をさらに細かく分けると物質の素となる原子からできています。原子は陽子・中性子からなる原子核と、質量のない電子からできています。例えば水素原子は一個の陽子と一個の電子ですが、他の物質には中性子もあります。それぞれの物質の原子核（核種と言います）の陽子や中性子の数は決まっています。さて、多くの原子は安定していますが、なかには時間がたつにつれて、もっと質量の小さい原子に変わっていくものがあります（原子核の崩壊または壊変と言います）。この時、陽子や中性子などの粒子や電子が外に飛びだします。また原子核は陽子や中性子が強い結合エネルギーにより形作られていますので、原子が壊れるときに結合エネルギーのバランスが崩れて原子核や陽子、中性子、電子などの粒子や電磁波など、強いエネルギーが放射されます。一般に放射線と呼ばれるものの本体は、これらの粒子線とよばれる粒子の流れ（アルファ線、陽子線、中性子線、ベータ線）と電磁波（ガンマ線）なのです。
これらの放射線の特徴は透過力が強いことと、生物に色々な影響を与えることです。アルファ線の透過力は最も弱く、紙一枚で遮へいできます。ベータ線、ガンマ線、中性子線の順に透過力が強くなります。中性子線を遮へいするにはコンクリート１メートルくらいの厚さが必要です。

Q2 「放射線は目に見えませんが、どうやって測定するのですか。ベクレルとかシーベルトなど普段馴染みのない数値が報道されているので、よく理解ができず、よけいに怖くなります」

原爆の被災者の生々しい記録のイメージから「放射線は怖いもの」というイメージが定着していることは確かですが、もう一つ「怖さを増強しているもの」に「目に見えない」ことと、「理解がむずかしいこと」があります。人体への影響を防ぐためには難しい理論や計算方法が沢山あり、医療の専門家でも理解が難しいことは事実なのですが、皆さんがまず基本的なことを理解するだけで、報道される数値をかなり冷静に判断できるようになります。少し我慢して説明を聞いてください。特にベクレルとシーベルトの違いがわかりにくいので、少しわかりやすく解説します。

１）「放射線量をあらわす方法には２つの方法がある」
明るさの単位に燭光（カンデラ）と照度（ルクス）があることをご存知でしょう。ロウソク１本の明るさを１燭光といいます。ロウソク２本だと２倍の明るさです。でも本を読むとき、ロウソクに近づくと明るくなり離れると暗くなります。本を読む明るさを決めるには照度（ルクス）という単位を使うほうが実際的です。放射線の線量の強さを計るにも同じ考えが必要です。放射性物質を構成する原子は放射線を出しながら、より安定な原子に変化（原子核崩壊）して行きますが（これは安定状態に向けて自然に起こる現象で、核反応（連鎖反応）とは異なります）、この時に放出される放射線を測定することにより、崩壊する原子核の数がわかります。１秒間に崩壊する原子核の数をベクレルで表します。次に１リットルの水が入った容器を放射線が出ている近くに持っていきましょう（水とは限ら

2

ずどんな物質でもよいのですが）。放射線が物質を透過するとエネルギーが与えられます。容器の水に1ジュールの仕事エネルギーを与える放射線量を1グレイと呼びます。吸収線量とも呼ばれますが、1時間あたりに物質1kgが受けた物理的なエネルギー量です。原子核の種類によって崩壊時に出す放射線のエネルギー量は異なりますので同じベクレル数でも吸収線量グレイは異なる場合があります。私たちの身体が放射線を浴びることによって受ける影響を評価するには、この吸収線量が基礎になります。ここまではおわかり頂けましたか。被曝を理解するためにはもう一つ理解が必要です。同じ吸収線量（グレイ）でも、放射線の種類（線質）によって生体が受けるダメージが異なるという事実があります。例えば中性子線はガンマ線と比較すると、物質に与える物理的なエネルギーは同じでも、生物の細胞に与える効果は10～20倍も高いのです。このために線質により補正して1人の人間が外部から受けた放射線の量（専門的には線量当量と呼ばれますが、一般には線量と表現することが多い）を実用的に換算してシーベルトという単位で表します。ガンマ線やX線（レントゲン線）の1グレイは1シーベルトに換算されますが、中性子線は同じエネルギー量でも10～20シーベルト（条件によりエネルギーが異なる）にあたります。放射線防護や専門医療の立場からは被曝の状態や、人体の組織により異なる放射線の感受性を考慮した等価線量という概念や、人体が受けた放射線量を全身被曝に換算して評価する実効線量（やはりシーベルトで表します）という概念が用いられます。皆さんはまず「身体が受けた健康被害の原因になる放射線の線量はシーベルトという単位で表される」と理解してください。

1シーベルトは1000ミリシーベルト、1ミリシーベルトは1000マイクロシーベルトです。

2）「被曝には2つのスタイルがある」
これも放射線被曝を理解するためには大切な概念です。第1は「外部被曝」という概念で、人間の身体が色々な放射性物質から出る放射線を外部から浴びる場合です。各地で放射線量の速報が報道されていますが、例えば空中放射線量が5ミリシーベルト／時という数値の場所に立っていたら、1時間で身体が5ミリシーベルトの被曝をしますよという意味です（「空中放射線量」とは「空気中に含まれる」放射性物質の線量ではありません！ 放射性物質に汚染された土壌やその他の線源から直接飛んできた放射線によって1人の人間が受ける可能性がある外部被曝量の総合的な測定値です。空気中の放射性物質による被曝は次に解説する内部被曝の原因になります）。

外部被曝の特殊な場合になりますが、「局所的な被曝」もあります。多くは皮膚の一部に高線量の放射性物質が付着したことによります（不幸なことに今回は事故対策の作業員が汚染された水により足部に被曝しました）。身体への影響は放射線の種類や除染までにかかった時間など色々な条件で異なります。この場合は救急隊員や医療従事者が2次的な被曝をする原因になりますから被曝管理の専門家が的確に判断しなくてはなりません。一般住民がこのような高濃度の局所的な被曝を受ける可能性は原発事故ではほとんどないでしょう。

第2の被曝スタイルは、放射性物質を飲み込んだり、肺に吸い込んだりする場合で、「内部被曝」といいます。体内に入った放射性物質の放射線量はベクレルで測定します。体内に入った放射性物質は時間の経過とともに放射線量が減っていきます（半分になる時間を物理的半減期と呼びます）し、生理的な作用で自然に排泄されていきます（半分が排泄され

3

■ 参考資料

る時間を生物学的半減期と呼びます)。放射性物質が体内に残留した時間や、半減期の長さにより身体が受ける吸収線量は異なります。体内に入った放射性物質の量(ベクレル)と種類がわかると半減期を考慮した上で、その放射性物質によって人体が被曝した線量を計算できます。この線量は預託線量と呼ばれますが、それぞれの組織別の預託線量を計算して合計することにより人体が受けた総合的な影響を実効線量(シーベルト)で表します。報道でよく問題になるヨウ素 131 について説明しましょう。ヨウ素 131 は天然に存在するヨウ素と異なり、原発の燃料に含まれるウラン 235 の核分裂の結果、作られます。比較的早い速度(半減期8日)で電子を放出して安定したキセノンに変化しますが、この時、ベータ線とガンマ線が放出されます。放射線量の絶対量はベクレルで測定しますが、ベータ線とガンマ線では性質が異なります。1 ベクレルのヨウ素 131 を経口摂取すると生体は 0.022 マイクロシーベルトの被曝に相当するという生物学的な経験則からベクレル／シーベルトの換算方式が提唱されています。例えば、「放射性ヨウ素 131 が 200 ベクレル／リットル測定された水を1リットル飲むと、200 x 0.022 = 4.4 マイクロシーベルトの被曝をすることになる」というように計算します。もし、毎日1リットル飲み続けると、1年間の累積被曝量(実効線量)は約 1.6 ミリシーベルトになります。この 0.022(μSv/Bq)という数字は実効線量係数と呼ばれます。経口摂取した放射性物質がセシウム 137 の場合は実効線量係数 0.013(μSv/Bq)を用いて同じように計算します。

Q3 「病院のレントゲン撮影で受ける放射線と、今回被曝が心配されている放射線は違うのですよね」

　放射線を発生させる原理は異なりますが、私たちの身体に与える影響は同じものなのですよ。今回の被曝で問題になっているガンマ線は原子核が崩壊するときに内部のエネルギーが電磁波となって飛び出すものです。X線を発生させる方法には色々ありますが、病院で使うエックス線は次のような方法で作られます。陰極のフィラメントを熱し、陽極のプレートとの間に高電圧をかけると高速の電子ビームが発生します。この電子がプレートに衝突し急激に速度が遅くなる時に制動X線やプレートの材料によっては原子核をまわっている電子の遷移現象による特性X線が発生します。これらがエックス線の本体で、電磁波の一種です。波長的にはガンマ線とほとんど重なり合っていて性質もほとんど同じです。透過力が強いので画像診断用に古くから使われているのです。レントゲンがクルックス管という放電管を使って実験をしている時に発見したことは有名ですよね。医療現場で行われている胸部単純撮影では1回のエックス線照射で 0.05 ミリシーベルトくらいの被曝をすると言われています。医療被曝については健康編を参照してください。
　同じ画像撮影でも、MRI(核磁気共鳴を利用した画像撮影)や超音波画像撮影は放射線を全く使いませんので被曝はゼロです。

Q4 「蛍光灯や電子レンジからは放射線がでますか」

確かに、放射線のうちガンマ線は電磁波の一種です。電磁波を利用した電子機器は私たちの身の回りにいくらでもありますよね。でも安心して下さい。放射線は強い電離作用を持ち、これが生体に大きな影響を与えるのです。家電製品など電離作用をもたない電磁波は健康にほとんど影響を与えません。「ほとんど」と言ったのは電磁波健康障害というまったく別のタイプの障害の存在が疑われているからです。一般に利用されている電磁波でも身

4

体にあたりますと、部分的に弱い電流が流れます。弱い電流が細胞の機能変調に影響するかどうかという議論が続いています。もともと地球自体が大きな磁石ですから私たちは磁場（静電磁場）のなかで生活しています。磁場の中を動くとやはり微少な電流が流れるのですが、私たちは何も気にせず活動していますよね。強い電磁波の被曝は、発がん、白内障の増加や気分障害など健康障害の原因になるのではないかと指摘され、電磁波に対する過敏症の方の存在も疑われていますが、まだはっきりしたデータは揃っていません。少なくとも、その影響は放射線の健康障害とは性質も程度も比較にならないほど小さいものです。

一例として、照明用に使われている蛍光灯や水銀灯も電子ビームを利用します。しかしエネルギーが小さく、放射線は全く放射されません。電子レンジのように高い周波数の電磁波を発生し、強い熱作用を発揮しますが、電磁波は遮へいされていますし、もともと放射線は全く発生しません。携帯電話やテレビの搬送波も電磁波です。高圧線はもちろん電気毛布からも低い周波数（交流電気）の電磁波が発生します。私たちが物を見るために利用している光や日焼けの原因になる紫外線も電磁波の一種です。このように電磁波は私たちの周囲に満ちていますが、普通に生活している限り、健康には影響がないというか、私たち人間を始め、地球上の生物は電磁波と共生しなければ生きていけないのです。

Q5 「放射性物質と放射線は同じものですか」

放射線を出す物質を放射性物質と呼びます。放射性物質の中には気体で目に見えないものもありますが、物質であることは間違いありません。一方、放射線は光と同じ性質のもので、物質から放射される粒子や電磁波の一種です。身体に放射性物質が付着するとそこから放出された放射線により被曝しますが、放射性物質が除去されると被曝は止まります。「放射性物質に汚染」されることはありますが、「放射線に汚染」されることはあり得ないのです。例えば、事故後３ヶ月経過した現在でも、場所によっては空中放射線量がやや高いところが報告されていますが、空気中に飛散した「放射性物質」の多くはすでに地表に堆積しています。空中線量は地表から放射される放射線の結果です。この放射線は外部被曝の原因にはなりますが、空中放射線量が高いからといって、呼吸によって体内に取り込まれて「内部被曝」の原因になることはありません。微量な放射線を出す物質は天然にもたくさんありますが、人為的に核分裂を起こした結果、生じた放射性物質のなかには大量の放射線を出すものがあります。このようにして産まれた放射性物質は放射線を出すことにより少しずつ安定した原子に変わっていきますが、放射線の量が半分になる時間のことを半減期と呼びます。たとえば原発の燃料から生れる放射性ヨウ素131は半減期が8日と比較的短いのですが、放射性セシウムは30年ととても長いのです。このような物理的な半減期に対して、私たちの身体から放射性物質が排泄される現象を考慮した、生物学的半減期という概念もあります。体内に取り込まれた物理的半減期が長い放射性セシウムも約３ヶ月で半分は排泄されますので、生物学的半減期は３ヶ月ということになります。私たちの身の回りの物質を構成している原子のなかには、原子構造が不安定で時間をかけてごく微量な放射線を放出しながら基底状態にもどっているものが混じっています。これらは放射性同位元素と呼ばれ、放射線を追跡することにより存在場所がわかるので医療でも利用されています。これらの放射性同位元素は人工的に作られますが、自然界にも存在します。生物の身体を構成するもっとも普遍的な原子である炭素原子は原子量12のものです

5

が、ごくわずかな炭素 14 を含み、これは 5000 年以上の半減期で微量な放射線（ベータ線）を放出しながら窒素 14 に変化していきます。私たちの身体にもこのような放射性同位元素が微量に含まれていて、体重 60Kg の人では身体の中で毎秒 6000 を越える原子核崩壊が起こっています（6000 ベクレル以上）。私たち自身も放射線を出しているのですよ！炭素 14 は地球が誕生した時の名残ですし、今なお成層圏で太陽からの強い放射線に窒素が照射されることにより作られていると考えられています。

健康編

Q6　「被曝（ひばく）って、恐ろしい言葉に聞こえますが・・・」

そうですね。「曝」という漢字が、爆発とか原爆の「爆」のイメージと重なるからでしょうか。しかし、放射線領域で使われている「被曝」は単に「放射線をあびる」あるいは「放射線にさらされる」という意味の専門用語です（公衆衛生学の領域では「暴露」という用語も使われます）。私たちは普段でも太陽や地面から微量な放射線に「被曝」していますが、一定以上の放射線量に被曝しないと健康被害はでません。被曝＝健康被害と考えないでください。

Q7　「放射線はなぜ健康に影響を与えるのですか」

基礎編で説明しましたが、今回問題になっている放射線は主として色々な放射性物質が出すガンマ線で電磁波の一種です。電磁波は携帯電話を始め、ラジオやテレビの電波など私たちの身の回りに溢れています。光や紫外線も電磁波の一種です。日常使用しているこれらの電磁波と放射線はどこが違うのでしょうか。少し難しい話になりますが、ガンマ線のような放射線は電離放射線と呼ばれ、物質を作る分子にあたると分子をイオン化します。細胞を構成する分子の一部がイオン化すると、細胞は正常な機能ができなくなることがあります。例えば血液をつくる重要な臓器である骨髄に一定以上のガンマ線があたりますと、骨髄は新しい血液をつくることを止めてしまいます。血管のなかを流れる血液細胞の寿命は赤血球のように比較的長い（100 日くらい）ものもありますが、白血球や血小板は寿命が短いので、新しい血液が供給されないと血液細胞が徐々に減って生命活動ができなくなります。骨髄以外の組織も強い放射線が当たりますとその機能が障害され、臓器不全という深刻な状態になります。これが放射線の短期的影響です。放射線のなかでもアルファ線やベータ線は身体の深部には入りにくいのですが、皮膚や血管を損傷し、放射線熱傷という火傷と似た症状を起こします。中性子線は非常に透過力が強く、身体を構成する色々な元素に影響を与え、もともと放射線を出さない原子を放射線を出す同位元素に変えてしまう働きもあります。このために新たに生まれた同位元素から 2 次的に放射線（ガンマ線）が出ることがあります。中性子線は核反応が連鎖的に進行している時は大量に放出されます。原子炉では中性子を吸収することにより核反応を制御していますので、外に出ることはほとんどありません。しかし、燃料棒が破損したり溶けたりすると臨界に近い状態になり中性子が漏れる可能性があります。東海村の事故では、燃料を調整する段階で燃料が予

期せず臨界状態になってしまいました。中性子線は生物学的効果がガンマ線の最大 20 倍も強く、遮へいが難しいので事故に対応する技術者が被曝しやすいのです。東海村の事故では残念ながら事故が収まる過程で 2 名の犠牲者を出しましたが、中性子線の放射だけで、放射性物質の拡散がなかったため、周囲の住民や環境にはそれほど大きな汚染の原因にはなりませんでした。福島の原発事故の場合、原子炉が確実に冷温停止するまでは注意が必要ですが、これまでに周囲に拡散した汚染物質から今後新たに中性子線が出る可能性はありません。

もうひとつの放射線が人体に与える影響は、分子のイオン化が細胞のなかの遺伝子（DNA）に影響を与え、遺伝子に傷がつく可能性です。多くの傷は細胞が持っている自己修復機構により修復されますが、もしうまく修復されないと、長期的には「がん」を発生させたり、配偶子（卵や精子）の異常を通じて先天異常（配偶子病）や遺伝性疾患の発生の原因になる可能性があることです。詳しくは次の質問で回答します。

Q8 「放射線が人間にどのような健康被害を与えるのか教えてください」

まず、放射線の健康への影響は「短期的影響」と「長期的な影響」があることを理解してください。

「短期的影響」については被曝線量と健康被害の程度との関係はよくわかっていますから、被曝線量を知ることにより健康への影響を推測することができます。人間の血液の白血球数は正常では 4000／mm3～6000／mm3 ですが、500 ミリシーベルトくらい被曝で 2000／mm3 以下に減少します。1000 ミリシーベルトくらいの被曝では 10 人に 1 人くらいの割合で吐気など自覚症状が出始めます。この程度までの被曝ですと一定期間で回復しますが、2000 ミリシーベルトを越えると急性放射能症と呼ばれる不可逆的で致命的な症状が出現し始めます。5000 ミリシーベルトの全身被曝では半数の人が亡くなりますが、生殖腺は機能を失い永久不妊という状態になります。7000 ミリシーベルト被曝しますと 1，2 週間で 90％以上の方が亡くなります。直接の死因はかって「腸死」とよばれた消化管粘膜の脱落による体液喪失が原因です。現代では救急医療が行われるためしばらくは生存できますが、多くの場合、全身の臓器が機能不全に陥る多臓器不全で死亡します。多臓器不全は現代医療でも対応が難しいのですが、骨髄の機能不全は新鮮血の輸血や骨髄移植である程度治療が可能となりました。

短期的影響として、被曝が臓器特異的に影響を与えることも考えられます。神経細胞や生殖細胞、目の水晶体、妊娠中の胎児（特に妊娠 8 週から 16 週頃までの胎芽形成期）などは比較的影響を受けやすいと言われています。被曝により胎児に奇形が発生したり流産することが心配されています。多くの研究がなされていますが、動物による実験では一般的に 500 ミリグレイ以上の被曝で奇形発生が確認されていますが、人間の胎児でも 100 ミリシーベルトを越えるあたりから奇形発生の可能性が疑われています。また、アメリカの小児科学会では 100 ミリシーベルトの被曝で軽いものを含めると知的に問題をもった子供が生れる確率が一般の 2 倍になるという報告がありましたが、もともと精神発達に問題をもった子供の出生率は軽いものを含めると 2％前後と決して低くないことを知っておく必要があります。これらの背景から、産科臨床の現場では妊娠の継続をあきらめる被曝レベルは 100 ミリシーベルト以上というのが国際的な基準です。ICRP （国際放射線防護委員会）ではかって「医療現場における妊婦の放射線検査は妊娠の可能性のない月経開始か

■ 参考資料

ら10日以内に行なうよう」勧告していましたが、胎児被曝の研究データから「100ミリシーベルト以下の被曝を人工妊娠中絶の理由にしてはならない」と勧告を変更（1999年勧告）した経過があります。ただし、100ミリシーベルト以下なら被曝してもよいとは考えないでください。無駄な被曝は極力少なくしなさいというのもICRPの考え方で、妊娠が判明した妊婦の被曝は腹部の皮膚線量で2ミリシーベルト以下（胎児の被曝実効線量を1ミリシーベルト以下）にするよう管理しなさいという意見も添えられています。原発事故の周辺住民の被曝は100ミリシーベルトの値と比較すると、はるかに少ないと考えられますから、今回の事故で妊娠の中絶を考えるなど、全くの杞憂です（心配な方はすぐに産科医、臨床遺伝専門医、認定遺伝カウンセラーなどの専門家に相談して下さい）。

その他、放射線が水晶体に作用して白内障を進行させやすいことが知られています。放射線被曝による白内障は放射線白内障と呼ばれていますが、一般的には1500ミリシーベルト以上の被曝で起こるとされています。もっと低線量でも時間がたつと白内障になりやすいのではという意見もありますが、もともと白内障は加齢に伴う変化ですから因果関係を確定することが難しいのです。白内障の手術は一般に普及していますし、これも心配する必要はありません。一般的には放射線の短期的影響については、人間には放射線損傷に対する回復作用があることにより、一度に被曝する線量が一定の被曝レベル（しきい値）を越えないと症状が出にくいとの主張があります。医学的な臨床症状を目安にそのしきい値を250ミリシーベルト程度（放射線宿酔発現の最低値、NIH）と予測する意見もありますが、個人差もあります。広島や長崎の体験では、もっと低レベルの被曝でも疲れや精神不安など不定愁訴に悩まされる方が多数出たと言われていますが被曝による直接的な影響との証拠はみつかっていません。今回の事故でも地震や津波など大災害が背景にありますから、色々なストレス条件が被曝にオーバーラップしていると考えられます。医療者としては対応が難しいところです。

Q9 「今回の報道でよく聞かれる『ただちに』というのは短期的影響の話なのですね。だとすると、長期的な影響が心配です」

では、「長期的な影響」についてお話しましょう。細胞の急激な機能不全ではなく、細胞の核の中にある遺伝子（DNA）が放射線により損傷を受けることが原因です。もともと私たちの細胞のDNAは自然に被曝している微量な放射線や、その他の環境物質の影響によって傷を受けたり、一定のレベルで突然変異が生じています。そのために、生物には修復機構と言って、このようなDNAの傷を直す素晴らしい機能が備わっていますが、放射線の影響で修復がうまく行かず、突然変異を増加させる可能性があります。しかし、そんなに心配しないで下さい。人間の身体を構成する細胞の突然変異が2倍に増えるのには1000〜1500ミリシーベルトという高線量の被曝（突然変異倍化線量と呼びます）が必要と考えられています。今回の事故原発周辺住民の被曝はどんなに高くても突然変異倍化線量の1/20以下でしょうから住民1人当たりの突然変異の増加分はほとんど誤差範囲でしょう。
さて、そのような突然変異がどのような健康障害の原因になるかお話しましょう。突然変異の影響は「がん」の発生や次世代の先天異常（染色体異常や遺伝病の増加）の発生に影響を与えると考えられます。放射線の被曝量とこれらの長期的影響の関係は、広島や長崎の健康調査から明らかになりました。放射線被曝が原因の「がん」の発生について簡単に

8

説明しますと、「1万人の住民に一人当たり1000ミリシーベルトの放射線を被曝させると約1000人の「がん」死亡者が増加する」と言われています（BEIR-7報告）。すごく恐ろしい数字に思えますが、一万人のうち3500人前後は被曝とは関係なしに「がん」で死亡することを忘れないでください。前の質問でお話した短期的影響については障害が出るためには一定量（閾値）以上の被曝が必要ですが、「がん」の発生については閾値の存在は証明されておらず、被曝量に応じて直線的に確率が上昇すると考えられています。ですから、累積被曝量（受けた被曝量の合計）がわかると「がん」の発生予測がある程度つきます。基準となる「一万人」は理想集団と言って、色々な年齢層が一般集団と同じように混じっています。「がん」の発生には何年という時間がかかりますし、一般に若い人ほど影響が大きく、個人差があります。さて、上記の理論を使って少し計算をしてみましょう。細かいことを言うと、BEIR-5報告の計算方法は理想集団に与える効果であり、個人の発がん予測に使用するのは好ましくないとされています。しかし、わかりやすい計算ですからあえて使ってみることにします。福島原発の事故による周辺地区の放射線量が報道されていて、場所によっては5マイクロシーベルト（0.005ミリシーベルト）／時間といった値が出ていました。これは屋外のデータです。家屋内では被曝は1／10以下になる筈ですし、日にちの経過に従って値は低くなっていくでしょうが、この効果を無視して、報道された値をそのままに被曝したとして計算してみましょう。上記の放射線量のデータからは、1ヶ月で3～4ミリシーベルト（0.005 x 24（時間）x 30（日）＝3.6）の累積被曝量です。1年間同じ被曝を受け続けたとしても43.2ミリシーベルトです。「がん」で死亡するリスク増加分は（43.2／1000）x 1000＝43人と計算され、人口の0.43％ということになります。日本の国民が「がん」で死ぬ確率（生涯リスク）が35％前後というのが現状であることを考えると、この高い見積もりですらそれほど心配しなくてもよいというのが結論です。最初にお断りしたとおり、この計算方法は個人の累積被曝量からがん発生リスクを推定する計算に使うことには注意が必要なのですが、実際の疫学データ（100ミリシーベルトの被曝でがんの生涯リスクを1.05倍増加させる）とも比較的近似しています。実際には現地の放射線量は今後どんどん下がっていきますし、低線量の被曝で本当に「がん」が発生するか議論があるところです。本当に「がん」を心配するなら喫煙などの生活習慣や環境変異原を心配するべきとの意見は科学的根拠があります。例えば、喫煙習慣や過度の飲酒習慣はがんの生涯リスクを最大1.6倍に高めることがわかっていますが、成人では2000ミリシーベルトという高い放射線レベルの被曝ですら、生涯リスクの増加は1.5倍程度なのです。

ただ、例外的にチェルノブイリ原発事故の健康調査で初めて明らかになった甲状腺がんの問題があります。厳密には内部被曝という、食物摂取に原因する特殊な被曝になります。甲状腺ホルモンは小児の成長に大きな役割を果たしますが、とくに乳幼児は活発にホルモン産生の原料となるヨウ素を甲状腺に高濃度に取り込みます。放射性物質のなかの放射性ヨウ素131が甲状腺に集まってがんの原因になると考えられています。確かにチェルノブイリ周辺では数千人の甲状腺がんが発生しましたが、甲状腺がんは外科手術の予後がよく、18歳以下の死亡者は10名以下だったと聞いています。日本人は普段からヨウ素の摂取が多いため影響は少なめと考えられています。そのほか、セシウムが筋肉に、ストロンチウムが骨に少量蓄積する傾向があることが知られていますが、健康調査では「がん」の増加は認められていません。

9

■ 参考資料

もう一つの放射線の長期的な影響として「先天異常」を増加させる可能性があります。しかし、広島・長崎の調査でも明らかな先天異常の増加は証明できていません。一つの理由は先天異常の一般頻度は５％と一般の方が理解しているより相当に高いため、被曝による増加分がわかりにくいことがあります。次に突然変異が２倍となる被曝量は 1000～1500 ミリシーベルトと非常に高いレベルですが、広島・長崎の被爆者の平均被曝量はもっと少なかったと推定されています（終戦後数年たった調査では、８万人の生存被爆者の 80％以上が 200 ミリシーベルト以下の被曝量と推定されています）。広島・長崎の調査結果から考えると、今回の事故原発周囲の住民の皆さんは次世代のことを心配しなくてもよいと思われます。

Q10 「『がん』や先天異常は被曝以外の原因でも増加すると聞いていますが、被曝との関係はどうなるのでしょうか」

よい質問ですね。DNA 損傷の原因や、突然変異に影響を与える因子は原発事故による放射線被曝だけではありません。実は広島や長崎の被爆者の健康調査でも、原爆による被曝と被曝後の医療被曝が混ざり合ってデータの解析が難しかったという反省がありました（当時の医療用放射線装置は現代の機器と比較して被曝量が多かったのですが、医療被曝の記録が不完全だったのです）。また、環境汚染や生活習慣のなかにも放射線と同様の影響をもつものがいくらでもあります。放射線被曝による「がん」だけを心配するのではなく喫煙習慣や野菜の化学肥料・農薬の心配をもっとしなければいけません。生活習慣（成人）については、「野菜不足」による「がん生涯リスク」の増加分は放射線１００ミリシーベル／年間 、「運動不足」は４００ミリシーベルト／年間、「喫煙や過度の飲酒習慣」は１～２シーベルト／年間（単位はミリシーベルトではない！）の被爆に相当するとの報告もあります。あまり知られていませんが、水道水にも放射性物質以外の各種の突然変異原物質（トリハロメタンや農薬など）が混じっている可能性があります。このため、細菌の栄養要求性を利用して水道水に含まれる微少の突然変異原物質の影響を測定するエームズ試験が行われています。測定値は Inet で公開されていますが、水のきれいな地区と都会など突然変異原物質が多い地区との差はけっして小さくありません。しかし、先天異常に関する国際的な調査でも、環境汚染が進んでいると考えられる国々とそうでない国々との間で先天異常の発生率にそれほどの差はありません。放射線とこれらの環境変異原が「がん」や先天異常の発生に与える影響は相加的な効果なのか相乗的な効果なのか、議論されていますが、はっきりしたことはわかっていません。現在の社会状況では放射線の影響に国民の注意が集中するのは当然ですが、恐ろしいのは放射線だけではないことを理解する必要があります。

Q11 「私たちは日常生活で自然に放射線を浴びていると聞きましたが、本当ですか。なぜ、健康被害が問題にならないのですか」

まず、放射線は宇宙の創成に起源をもち宇宙空間は放射線に満ちていることを理解してください。太陽のエネルギーは核反応ですから地球には放射線（宇宙線）が降りそそいでいます。大気が大部分の放射線を遮へいしているのです。また地球の内部も地球誕生の時代

に源をもつ放射線に満ちています。大気中にも微量な放射性物質（ラドン、トロン）が漂っています。まだ謎の部分は多いですが、地球上生物は強い放射線にさらされた環境で発祥したと考えられています。地球誕生から 46 億年たった現代でも私たちは世界平均で年間 2.4 ミリシーベルトくらいの放射線を被曝しています。年間自然被曝量の内訳は、宇宙線（0.39 ミリシーベルト）、大地（0.48 ミリシーベルト）、放射性カリウムなど放射性同位元素を含む野菜類（0.29 ミリシーベルト）、大気（1.26 ミリシーベルト）と報告されています。日本人の年間自然被曝量は世界平均よりやや低く、1.5 ミリシーベルト／年間くらいと言われていますが、関東は関西よりやや低いとか、地殻から出る放射線量には地域差があります。宇宙線は高地ほど高いですから海外の海抜が高い都市では住民が年間 10 ミリシーベルトも被曝しているところもあります。逆に地下も被曝量は増えます。ヨーロッパではレンガなどの土でできた建材から出るラドンによる微量な放射線が問題視されたくらいです。なお宇宙線と大地からの放射線はそれぞれの地域における自然被曝線量の基準値になりますので、わが国では各地で定期的に測定されています。高い場所でも低い場所（とくに地下）でも測定値は高くなりますので、一番低いといわれる地上 10 メートルくらいで測定する決まりになっています。太陽活動によっても宇宙線は変化しますし、核兵器実験による放射線量の変化も検知することができます。日本国内でも一部の温泉地などで自然放射線量がやや高い地域があり、健康調査が行われたことがありますが、健康被害は認められませんでした。ラジウム温泉やラドン温泉でも実際には健康に影響を与えるほどの放射線は出ていないことがわかっていますが、反対に微量の放射線が健康に良いと考える人もいますから皮肉です（実際に一部の研究者によってホルミシス効果と呼ばれた放射線の長寿効果やがん抑制効果が研究された時代もありました。現在では効果は証明されていません）。また、私たちも身体の構成成分や毎日食べている食品に含まれる放射性同位元素（放射性カリウム、炭素など）の原子核崩壊により、誰でも 1 人あたり（体重 60kg として）毎秒 6000 ベクレルを越える微量な放射線を出し続けていると聞いたらびっくりする方も多いのではないでしょうか。この程度の微量な放射線が人間にどのような作用（生物が地球環境の変化に対応して生き残るのに必要な突然変異やその他の細胞活性に放射線は不可欠だという説もあるくらいです）をしているのか、謎の部分が多いですが、少なくとも健康被害の原因にはならないと理解して下さい。

Q12　「病院でＸ線撮影を受けると被曝すると言われますが、健康への影響はないのでしょうか」

原発事故の報道で、被曝の程度を理解させるために、医療被曝の線量が比較に出されますね。医療被曝は診断や治療など、健康を守ることが目的ですから、ある程度は代償と考えて我慢できます。しかし、原発事故の被曝はあくまで事故ですから医療被曝を安全な基準値として比較されるのは我慢ができないという皆さんの気持ちはよく理解できます。日本は医療被曝が多い国として世界的に有名で、私たちは医療被曝を少しでも少なくするよう努力をしています。まず私たちが日常、病院でどれくらい被曝しているかお話しましょう。誰でも経験がある一般的な胸部Ｘ線撮影では 1 回で約 0.05 ミリシーベルト被曝すると言われています。患者の被曝を少なくするために増感紙という蛍光板を利用してフィルムの感光を助けるのですが、増感紙が劣化すると被曝量を増やさねばなりません。このために放射線装置は専門の放射線技師が患者の被曝量を下げるように管理していますが、管理が

11

充分でない装置の被曝量は報告値より多い可能性があります。同じエックス線撮影でも集団健診に利用される間接撮影は病院で撮影する直接撮影より 1.5 倍ほど被曝量が多いのが普通です。バリウムなど造影剤を飲むことでお馴染の胃集団検診は数枚以上の写真を撮影しますが、30 年くらい昔までは 50 ミリシーベルトを越える被曝も珍しくありませんでした。また、結核の診断に利用された断層撮影（トモグラフィー）は被曝時間が長いので普通のエックス線撮影の何倍も被曝していました。昔の器械では毎年検査を受けていると 10 年 20 年のうちには相当量の累積被曝をしてしまいます。これもテレビモニターを使ったＸ線ＴＶ装置の普及で、現在では通常の胃腸透視でも 1 回 0.6 ミリシーベルト程度しか被曝しなくなりました。ただ、現在普及している CT（コンピュータ・トモグラフィー）撮影は、沢山の方向からエックス線を照射してコンピューターで画像を再構成するものですから、被曝量は増えます。撮影部位により被曝量は異なりますが、比較的被曝量が多い腹部や骨盤部位の撮影では 1 回の撮影で数ミリシーベルトの被曝と言われています。この被曝により身体の各臓器にどれくらいの健康被害が出るかは、色々な理論を使って計算されていますが、結論から言うと被曝の感受性が高い骨髄でも急性症状が出る線量値ではありませんし、がんなど長期的な影響はほとんどないと考えられています。このほか、がんの治療などに用いられる放射線治療も相当の被曝をします。この場合は周囲への無駄な被曝を防ぐためエネルギーは強いかわりに透過力の弱い放射線を利用するなど工夫がされています。放射性物質を体内に取り込ませて治療や診断に利用することもあります。医療行為により管理された被曝は治療の代償で、ある程度は仕方がないものですから、事故による被曝とは区別して考えるべきでしょう。ただ、放射線被曝としては医療被曝も同じ被曝だということを理解して下さい。日本は医療水準が高いこともあり、国民の医療被曝量は世界一高いと言われています。日本人一人当たりの平均にすると 2 ミリシーベルト／年間を越えると言われていて、年間自然被曝量（世界平均 2.4 ミリシーベルト）に匹敵する量です。

Q13 「被曝により奇形をもった子供が生れると聞いたことがありますが、これも長期的影響の一つなのでしょうか」

長期的影響とは厳密には遺伝子の本体である DNA の障害を介した影響です。奇形は確かに次世代の影響ですが、実は胎児の発育障害という放射線被曝の短期的影響と考えるべきです。被曝線量との関係ははっきりしませんが、広島や長崎の調査から流死産以外に、小頭症と呼ばれる先天異常の出生が有意に高まったと報告されています。もっと低線量でも、知的障害など機能的な障害が発生する可能性がありますが、広島・長崎では正確な調査はされていません。アメリカの小児科学会では妊娠初期に 100 ミリシーベルト以上の被曝により、知的障害を持った子供が生れる確率（知的障害をもった子供の出生は一般的に 2％前後）が倍になるという報告がありますが、奇形発生の確率が増加するのは人間の胎児では 100 ミリグレイ（100 ミリシーベルト）以上の被曝からと考えられています。一般に胎児や子どもは放射線に対する感受性が高いことが知られていますが、胎児や子どもの被曝が小児がんの発生に影響するのではないかという報告があります。がんは厳密には奇形とは違って放射線の長期的効果に分類される影響ですが、15 歳以下（胎児も含む）の子どもでは 10〜20 ミリシーベルトの被曝で小児がん（30〜40％が白血病）の罹患率を 40％増加させる（オックスフォード小児がん調査）という報告があります。とても高い影響のように見えますが、小児がんの年間推定罹患率は子ども人口（15 歳以下人口）10 万人中数

名～15 名以下（0.02%以下）と非常に低いことを考慮してください。低線量（一般には 100 ミリシーベルト以下）の被曝で小児がんの心配をすることは、小児がんの治療効果が年々向上していることを考慮しても、現実的ではありません。医療現場でも稀に事故（救命を目的とした緊急手術終了後に妊娠が判明したなど）により妊婦が被曝することがありますが、このような背景から妊娠継続をあきらめるのは 100 ミリシーベルト以上の被曝を目安にしています。何度も強調していますが、事故原発周辺住民の被曝線量ははるかに低いですから、人工妊娠中絶など考えないようにして下さい。どうしても心配な方は専門家（産科医、臨床遺伝専門医、認定遺伝カウンセラーなど）に相談してください。

Q14 「放射線被曝の影響に個人差はありますか」

もちろん、あります。同じ放射線量を外部被曝したとしても、衣服の状態や、身体の条件（体表面積、肥満度など）により身体への影響は異なります。実際に 1000 ミリシーベルト程度の被曝をしますと、10%くらいの人に吐気その他の自覚症状が出始めますが、個人差があります。5000 ミリシーベルトの被曝では 50%の方が亡くなり、7000 ミリシーベルトの被曝では 90%の方が亡くなるといわれているように個人差があるのです。また、放射性物質を摂取することによる内部被曝でも生体の代謝の個人差により影響が異なります。放射性ヨウ素は甲状腺に、ストロンチウムは骨に蓄積しやすいことが知られていますが、成長が盛んな若年者ほど影響が高いのです。長期的な影響に属する「がん」の発生にも個人差があります。もともと DNA には何段階もの放射線による損傷を自己修復する機能がそなわっています。この DNA 修復機能にも遺伝的に個人差がありますし、環境要因によって影響を受けます。加齢も大きな要素で、高齢になると誰でも修復機能は衰えます。喫煙など生活習慣によっても修復機能は機能低下することが知られています。このような方は被曝とは無関係に「がん」になりやすいので、かえって、放射線被曝の影響がわかりにくいと言えます。

Q15 「放射線被曝には、健康の面から『これ以下なら安全』という閾値があるのですか」

これまで多くの議論がなされてきた難しい質問ですね。広島や長崎で被曝された方の調査から、「短期的な影響」に属する症状については、ある程度の閾値が存在すると考えられています。その値は 250 ミリシーベルトという考えもあり、250 ミリシーベルトを越える被曝から数々の臨床症状の出現が明らかになるとの意見もありますが、個人差があります。また、人間には被曝の影響から回復する能力がありますから、同じ線量でも何回かに分けて被曝するほうが、一度に被曝するより症状は出にくいのです。ただ、放射線の物理的影響という確証はないのですが、低線量の被曝でも「疲れ」や「気分の変調」など不定愁訴が出る場合があり、閾値は絶対的な安全基準とは言えません。
また、「がん」など長期的影響に関する調査では閾値の存在が証明されていません。発がんの影響を考える場合は少量の被曝でも累積すると考えるのが一般的です。このような背景から国際放射線防護委員会（ICRP)では、職業的に放射線被曝を受けやすい労働者の放射線管理領域でそれまで使われていた「許容線量」という言葉を廃止し、「線量限度」という言葉に変更したくらいです。ちなみに職業被曝の年間線量限度は国際的には 20 ミリシー

ベルト／年（1990年勧告）が採用されています（5年間で100ミリシーベルト以下、どの1年間でも50ミリシーベルトを越えてはならない）。公言できることではありませんが、筆者が現役だった40年前の医療現場では、まだ放射線管理が厳重ではなく、自分で血液の白血球数を調べて被曝の自己管理をする医師もいました。白血球数が2000／mm3以下になると診療や研究活動による被曝を制限していたのです（普通は1ヶ月もすると回復するのです）。当時わが国で、300ミリシーベルト以上の被曝をしている医師は少なくなかったと想像されます。現在では医療従事者の被曝管理は徹底していますし、昔の医師の被曝はある意味では確信犯ですから現在の国民の被曝不安と同じ線上で考えてはなりません。同じような背景から、宇宙飛行士の労働上の被曝線量限度（これは年間ではなく生涯限度）は若い人で600ミリシーベルト、40歳以上では1200ミリシーベルトで管理されています。事故処理にあたる技術者の被曝は別に考えるべきでしょうが、一般の国民の平常時の年間被曝線量は自然放射線被曝＋医療被曝と考えると、4ミリシーベルト近くあるのが現実です。今回の事故処理が終わるまでの何年間に限っても事故原発周辺住民の被曝線量の目安は年間20ミリシーベルト以下を目標に、事故など特殊な事情を考えても100ミリシーベルトを越えてはならないというのが遺伝カウンセリングを行なっている立場からの個人的な感想です。

Q16[*2]「一般の住民の被爆許容線量は年間1ミリシーベルト以下と言われているそうですが、その根拠を教えてください」

一般住民の平常時の年間被爆線量についてもICRPは勧告していますが、色々誤解されていますので、その背景をきちんと理解してください。「無駄」な人工放射線の被曝は僅かなりとも避けるべきである、これはICRPの基本的な姿勢です。しかし、事故など止むを得ない被曝については、健康を守る立場から線量限度は利益・不利益を総合的に考えて決定するべきだと言っています。被曝の中には「意味がある」または「やむを得ない」場合もあります。その代表は医療被曝です。健康を守り、寿命を延ばすために必要最小限の医療被曝はやむを得ません。医療被曝は人工放射線による被曝の半分以上を占めていると考えられますが、医療被曝以外にも社会生活上「利益」に繋がる放射線の被曝はあります。また、自然放射線の被曝は誰でも避けることができません。ICRPはその基本姿勢から「一般公衆が受ける個人の利益に繋がらない人工放射線の被曝量は、避けることの出来ない自然放射線被曝と医療被曝を除外して、年間1ミリシーベルト以下に抑えるのが理想的」と言っているのです。だだし、これは平常時の被爆限度と考えるべきです。しかし、今回の福嶋原発の事故でも、住民の健康管理上、被爆を年間1ミリシーベルト以下にすべきだという声が高まっています。究極的な目標としては正しいのですが、もし、避難地域の決定に平常時の基準である1ミリシーベルト／年間　を採用すると、広大な地域を避難地区と認定しなくてはなりません。そのことから発生するマイナスの経済効果や住民の不利益は、科学的根拠から予想される健康被害と比較して到底バランスがとれたものにはならないでしょう。ICRPはこのような非常時の場合の一般公衆の被曝は、100ミリシーベルトを上限として、利益と不利益のバランスを科学的に考えて幅をもたせて判断するよう勧めています。最後に医療被曝について言及しておきます。医療被曝は職業上被曝が避けられない労働者を対象とした線量限度という概念から外して考えるべき被曝とされていますが、放射線という本質は変わりありません。国民の一人当たりの医療被爆の線量は国の医療水

準により異なりますが、欧米先進国における医療被爆はおおむね年間1ミリシーベルト以内におさまっています。しかし、日本人一人当たりの医療被爆は年間2ミリシーベルトを越えているのです。日本が欧米先進国に比較して2倍以上も医療被爆が多いのは、医療システムや医療制度上の問題もあると指摘されていて、われわれ医療人としては国民の医療被爆を少なくすることが大きな課題なのですが、わが国の医療水準の高さが世界トップクラスで、世界一の長寿国であることも事実なのです。

Q17 「自分がどれだけ被曝したか知りたいと思います。累積被曝線量は病院で検査してもらえますか」

摂取された放射性物質が体内に残っている場合は、ホールボディスキナーという器械（一般の病院にはありません）で線量を計ることができます。しかし、放射性物質の線量は半減期に従って減少しますし、体外に排泄されるのが普通です。外部被曝の場合でも、線源から離れると被曝は止まります。今までにどのくらいの被曝を受けたか、その合計である累積被曝量を推定することは出来ません。報道では線量計を身体に近づけてチェックしているシーンをよく見かけますが、衣服や皮膚に付着した放射性物質を確認しているだけで、累積被曝線量を計っているのではありません。職業的に放射線被曝しやすい方はフィルムバッジや個人線量計を持つことが法律で定められていますので一定期間に受けた累積被曝量を知ることができます。これによって健康管理を受けているのです。しかし、個人線量計を持っていない一般の住民でも、特定地域の空中放射線量がわかっている場合はそこに滞在した時間から受けたおよその累積被曝線量を推定できます。たとえば空中放射線量が10マイクロシーベルト／時の場所に2時間滞在すると被曝線量は20マイクロシーベルトになります。しかし、空中放射線量が測定されている場所は限られていますし、滞在時間の記録も完全ではありません。低線量の累積被曝線量の推定はとても難しいのです。ただし、高線量の放射線被曝によって何らかの急性症状が出た場合は臨床像からおよその被線曝量を推定することができます。被曝医療の専門家はそのような推定から治療計画をたてます。

研究レベルの話ですが、被曝により骨髄細胞の幹細胞とよばれる細胞のDNAに傷がつくため、長期間経過した後でも染色体検査を行なうと低頻度の染色体異常が検出されます。染色体異常のタイプと頻度から、それまで被曝した放射線の累積線量を推定するシステムが日本人研究者により開発されていて、広島・長崎の被爆者が浴びた放射線量を推定するために大規模な調査が行われたこともありました。しかし、医療被曝やその他の自然被曝の背景により、特定の被曝を評価することは難しいことがわかりました。そのほか被曝線量を評価する方法について色々研究されていますが、まだ病院で簡単に検査する方法はありません。医師や認定遺伝カウンセラーは被曝の不安を持っている皆さんが記憶している生活行動からおよその被曝線量を推測したうえで健康相談にのってくれると思います。事故原発周辺の住民の皆さんは毎日の自分の行動についてメモ（指定地区への立ち入りや病院における放射線検査の記録）を残しておくと、将来、健康調査が行われた時の被曝線量の推定に役立つと思われます。

15

■ 参考資料

Q18 「水道水の放射性物質による汚染と、野菜などの食品の汚染は同じように考えてよいのでしょうか」

物質の汚染については、基礎編で解説した放射線の絶対量（ベクレル）で測定されます。放射性物質が付着した食品の場合、体内に取り入れられて初めて私たちは被曝するのですが、健康への影響を考える場合は吸収線量であるシーベルトに換算しなくてはなりません。汚染物質がどのような経路で体内に入り、どのような臓器に蓄積し、排出されるかにより影響は異なります。また汚染原因の放射性物質の種類により半減期が異なりますので、体内被曝の人体への影響を推定することは大変難しいのです。水道水も飲料水と考えれば食品と同様に考えてよいと思います。ただ、水道水の場合、いくつか注意が必要ですので別に説明しましょう。

水道水の規制値は1リットルあたり成人がヨウ素131で300ベクレル、乳児が100ベクレルと言われていますが、「どこどこの浄水場では200ベクレル／リットルの数値が測定された（一時期に東京で報道されました）」といった報道が相次いでいますね。ヨウ素131を経口摂取した場合のベクレル／シーベルト換算式は基礎編で紹介しましたが、ヨウ素131が200ベクレル／リットル検出された水を1リットル飲むと4.4マイクロシーベルトの被曝量に相当します。毎日1リットル飲んだとしますと年間被曝量は約1.6ミリシーベルトです。これは年間の自然放射線被曝量よりやや低い値ですから心配する値ではありません。しかし、乳児の規制値を越えているということで東京では大きなパニックに発展しました。乳児の規制値が低く設定されているのは、乳児の甲状腺ホルモンの産生が活発でヨウ素を甲状腺に高濃度に取り込みやすいという特性が考慮された結果です。また、乳幼児の甲状腺組織は成人と比較して数倍から10倍を越える放射線感受性を持つので、組織等価線量を高く見積もる必要性も指摘されています。本来、ヨウ素131は半減期が8日と短く、短期間で放射線量が低下するため放射能汚染対策としてはあまり重要視されませんでした。しかし、チェルノブイリの事故では若年者を中心に数千名の甲状腺癌が発生しヨウ素131と甲状腺の問題は大きくクローズアップされました。ヨウ素131はベータ線を放出（電磁波であるガンマ線も放出します）して安定したキセノンに変わっていく放射性同位元素です。ベータ線はガンマ線と比べると透過力が低いのですが、ヨウ素131が甲状腺に集まったことにより、ベータ線が甲状腺癌を誘発したと考えられています。結果的には甲状腺癌の外科的治療の成績が良く、18歳以下の甲状腺癌の死亡者は10名前後に押さえられました。もともと規制値は「1年間、同じ線量レベルの水を飲み続ける」ことが前提で設定されています。一時期検出された200ベクレルの線量が長期間持続する可能性は考えにくいので、乳児が1ヶ月ほどその水を飲んでも心配はないと考えるべきです。どうしても心配なら水道水をペットボトルに入れて冷蔵庫で1週間ほど保存して利用すれば規制値はクリアするはずです。そこまでの心配は必要ありませんが、マンションなどのタンク給水システムは給水に時間がかかりますし古い水と混ざるので蛇口を出る時の線量は低下しているはずです。一般の家庭用ろ過器はほとんど効果ないと思いますが、大学の研究室などで利用しているイオン交換樹脂や限界濾過装置を通した水はヨウ素イオンが除去されています（あまり美味しくないのでお勧めはできませんが）。

Q19 「汚染した水道水を飲んだ場合、人体がどれくらい被曝するかという話は理解でき

ました。では、汚染した水を使って顔や手を洗ったり、風呂の水として使うのは心配ないのでしょうか」

放射性ヨウ素131について説明しましょう。200ベクレル／リットルの水1リットル飲むと4.4マイクロシーベルト程度の被曝量だから1年間飲み続けても年間自然放射線被曝量と同じくらいだと説明しましたね。これは内部被曝による被曝です。汚染された水からは放射線（ベータ線とガンマ線）が放出されていますから私たちは外からも被曝することは確かです。しかし、外部被曝は内部被曝と比較すると一般に生体への影響は少なく、ヨウ素131の場合、100万ベクレルの線源から1メートル離れたところで1時間あたり経験的に1.4マイクロシーベルトの外部被曝に相当すると言われています。200ベクレル／時の水道水を300リットルの浴槽に入れて、1年間にわたって毎日1時間ずつ風呂に浸かったとしても胸部X線写真1枚分の被曝量より少ないくらいでしょう。わが国の温泉地で年間自然放射線被曝量がやや高い地区があり、過去に健康調査が実施されたことがありますが健康に対する影響は認められませんでした。ちなみにラドン温泉やラジウム温泉のファンの方には申し訳ないのですが、健康増進の効果も確認されていません。手洗いや洗顔における被曝の影響を心配するのは意味があるとは思えません。

Q20 「野菜や魚の放射能汚染については、『暫定規制値』という数値が色々出てくるのですが、よく理解できません。食べるものすべてが怖くなります。」

食品衛生法という法律で、健康に影響を与える化学物質や環境変異原について、規制値が設けられていたことは皆さんよくご存知だと思います。しかし、放射能汚染については規制がなされていませんでした。今回の事故対応の目的で、原子力国際安全委員会が勧告している規制基準を「暫定的に」導入したものです。ところが、この健康被害を防ぐための規制値設定の考え方が「誤解されている」ために現在、大きな混乱を生んでいると思われます。基本的な考え方は、それぞれの国の食習慣に合わせて、「普通の献立の食事を、1年間続けた場合、トータルで1人当たり100ミリシーベルト以下の被曝量になるよう、基本となる食品の線量規制値を決める」ことにあります。確かに100ミリシーベルトの被曝は短期的に健康障害を起こす線量ではありません。とは言え、100ミリシーベルトが何年も続くとなると決して低い被曝とはいえませんから、この食品の線量規制は事故など比較的短期間の管理を目的に策定されたものと考えるべきでしょう。規制値以下なら絶対に安全というものではありません。さて、食習慣は国によって異なりますから、日本人の一般的な献立を考え、食品をいくつかのグループに分け、常識的な組みあわせからそれぞれのグループの線量規制値が決められています。ですから外国の基準と比較した場合、特定の食品の規制値が異なるのは当然なのです。また極端に偏った食事をしている方にはこの暫定規制値は必ずしも役に立ちません。また、一つの食品の線量だけにこだわることは意味がありませんし、1年間食べ続けることを想定した値ですから、短期間で大騒ぎする必要はありません。「1年間の総量規制」と考えることが重要です。

概略を理解して頂いたところで、「野菜」の話に移りましょう。野菜の暫定規制値は2000ベクレル／kgですが、2倍近く汚染している例が報道されました。確かに、その値だと買ったままの状態で1年間、毎日何キログラムも食べると、野菜だけで、年間自然放射線被曝量の何十倍も被曝する計算になります。しかし、一般の家庭では1度の野菜の摂取量

は何十グラムのオーダーですし、よく洗って使用します。洗ったり煮炊きすると線量は半分以下になると考えられます。報道ではヨウ素131のデータがよく用いられますが、野菜では半減期が30年と長いセシウム137も問題になります。セシウムもヨウ素と同じく、野菜の内部に取り込まれる量は比較的少ないので、洗えばかなり除染できます。セシウムは半減期が長いですが、人間が経口的に摂取した場合、100日で半分くらいは排出されることが知られています。一部は筋肉に蓄積しやすいと言われていますが、もともと筋肉に発生する「がん」は稀なせいか、チェルノブイリ事故の調査でもセシウム汚染は健康被害には結びつかなかったと報告されています。

魚の放射性汚染に関する暫定規制値も野菜と同じ2000ベクレル／kgと「暫定的」に決定されました。海に近い住民と都会の住民では魚の摂取量は異なりますから規制値の設定は妥当かどうか難しいところですが、暫定的には一つの方法でしょう。魚の種類によって汚染の実態が異なりますが、基本的な考えとして事故原発から相当離れた場所で捕れた魚の汚染は餌となるプランクトンに由来したものでしょうから体内に蓄積されている可能性が高いでしょう。このような場合はちょっと洗ったくらいでは除染の効果が期待できないかもしれませんが、煮炊きすると線量は多少低くなるでしょう。どうしても焼き魚や刺し身で食べたければ1, 2週間冷凍して使用すればヨウ素131の線量は半分以下に下がります。最新の情報を確認して食べれば現状でも心配する必要はないと思いますが、どうしても心配なら、東日本の新鮮な魚を大量に食べるのは、安全が確認されるまでほんのしばらく我慢すればよいことです。

何度も繰り返しますが、食品の放射能汚染は長期間（年単位）持続すると私たちの健康に影響を与える可能性があります。しかし、短期間（月単位）ならそれほど心配する必要はありません。ただ、食の安全追及は日本人の美徳の一つかも知れません。現時点での食品流通規制は政府の規制や風評被害の影響で厳しすぎるとの意見もありますが、少なくとも現状では国民の皆さんの食の安全は厳重に守られていると考えられます。ただ生産地の方々のご心痛は想像を絶するものがあるでしょう。農家の方々のこれまでの貢献と今後の供給体制を確保するためにも早急な保障システムの樹立が必要と思います。

Q21[*2] 「せっかくの新茶が放射性物質に汚染されていると報道されました。どれくらい危険なのでしょうか」

　5月12日の報道によると、ある県のお茶畑で採れた新茶が550ベクレル／Kgの放射性セシウムに汚染されていることがわかり、出荷停止の対策がとられたそうです。生産者の皆様のお気持ちは察するに余りがありますが、このお茶を飲むと、どれくらいの内部被曝をするか計算してみましょう。初めにお断りしますが、内部被曝の正しい評価は臓器や組織別の被曝量を考慮すべきで、本当はかなり大変です。科学的な評価は専門家に任せるとして、下記の計算はあくまでおよその目安と考えてください。さて、新茶（生茶）から製品に加工（粗茶）する段階で濃度が5倍に濃縮されたと仮定します。毎日、この粗茶20グラムから1リットルのお茶を作り、1年間飲用したとしましょう。このセシウムによって人体が被爆する線量の計算は下記の通りになります。

550（Bq）x 5（倍）x（20g／1000g）x 0.013（μSv／Bq）
　= 0.715μSv

ですから、預託線量（年間）は、

18

０．７１５μＳｖ x ３６５（日）＝２６１μＳv＝０．２６mＳv

ここで、０．０１３（μＳｖ／Ｂｑ）はセシウム１３７の実効線量係数です。実効線量係数とは放射性物質１ベクレルを経口摂取したとき、身体が被曝される線量をマイクロシーベルトで表しています。また、預託線量とは放射性物質を経口で１回摂取した場合、被曝する線量は放射性物質の半減期に従って被曝が続くため、長期間にわたって線量を足して行かねばなりません（積分計算）が、50 年分の被曝線量を１年間に被曝したとして（預託して）表した線量です。さて、上記の計算では問題のお茶を１年間毎日飲み続けた場合、普段私たちが１年間に食べる食品（野菜など）から自然に被曝する線量（０．２９mＳv）とほぼ同じ被曝量ということになります。ただし、この計算ではお茶の出し殻もすべて飲んでしまう場合です。実際にはお茶は色々ブレンドされて製品になるので市場希釈係数を考慮したり、お湯への放射性物質の移行はお茶の入れ方でも異なるので調理による希釈係数を考慮しなければなりません。また１リットルに 20 グラムのお茶はかなり濃いので、あくまで最大値と考えてください。お茶の飲み方は一人ひとり違いますから一概には言えませんが、ひとつの目安になると思います。もともと食品の放射線量暫定基準は日本人の日常的な食事で色々な食品から被爆する線量を総量的に制限することを目的に設定された「非常時の対策」です。個々の食品の「安全基準」を定めたものではありません。この基準を根拠に出荷停止などの行政措置をとることが適切かどうか批判は差し控えますが、少なくともこの程度の線量で普通に新茶を楽しむことが健康被害に繋がることはあり得ません。放射性物質の汚染が葉の表面に付着したものか、カリウムのように細胞に取り込まれたものか専門家の意見を聞かなくてはなりませんが、どうしても心配な方は、最近流行している茶葉全体を粉にして飲用する飲み方はしばらくの間、控えてみてはいかがでしょうか。

Q22　「農地や家畜の放射線物質による汚染は今後、どうなるのでしょうか」

被曝は外部被曝と内部被曝にわけて考えることが大切ですが、農作物や家畜の問題は、前の質問の食品による内部被曝と同じ考えで対応します。事故原発周辺地区の安全確認は事故がある程度収束してからの作業です。やがて報道でもこの問題が取り上げられるでしょうから、正確には専門家の意見を聞いてください。チェルノブイリの事故では放射性ヨウ素だけでも 3.0 x 1017 ベクレルという、とてつもない量の放射性物質が広域（半径数百キロ）に飛び散りました。今回の事故で飛散した放射性物質の量は事故後１ヶ月の時点で約 10％とされ、最終的な被害の実態の評価は今後の調査に待たねばなりませんが、チェルノブイリ事故と比較して高濃度に汚染した地域は原発周辺に限定的です。

放射性ヨウ素は半減期が短いので半年もたてばほとんど被曝は問題なくなります。しかし、半減期が長いセシウムその他の核種は長期間にわたって土壌を汚染し続けるでしょう。家畜が放射性物質により汚染した牧草を食べるため、乳や肉に放射性物質が移行し、それを食べた人間が被曝するという連鎖です。セシウムは葉野菜の根から吸収されることは比較的少ないと言われていますが、汚染土壌が野菜や牧草の表面に付着するのでやはり生物への被曝の原因になります。セシウムは農薬の汚染と同じく、僅かに根から吸収された成分が穀類のもみ殻や胚乳部分（米ぬか部分）に蓄積されることが知られています。よく精米した米のほうが安全といえるでしょう。人体に取り込まれたセシウムは比較的早く体外に排出されると言われています。事故後 25 年経過したチェルノブイリでは、住民は日常的

に食べる野菜に由来して体内に数 100 から数万ベクレルのセシウムを持っていると言われています。しかしこの量でも年間 1 ミリシーベルト以下の被曝増加分です（私たちは誰でも普段から自然の野菜に含まれる放射性カリウムなどから年間 0.29 ミリシーベルトくらいの内部被曝をしています）。チェルノブイリの健康調査でもこのセシウムによる健康被害は認められていません。正確なところは今後の食品専門家の意見に従うべきでしょうが、この半年や 1 年の短期間に取り返しのつかないような健康被害が発生する可能性はありませんので、長期対策が実施されるまでは風評にまどわされることなく、政府や自治体の指示にしたがって毎日の食生活を行なうのがよいと思われます。土壌汚染の問題は次の Q で詳しく解説しますから、合わせてお読み下さい。

Q23 「放射性物質により汚染された土地には人が住めるようになるのでしょうか」

事故後 2 週間以上たって、事故原発から 30ｋｍ以上離れた一部の地域で土壌から何百万ベクレル／m2 という放射線量が測定されたそうです。気象条件や地形条件によってかなり遠隔地でもスポット的に放射性物質の汚染が拡がることが知られています。土壌のベクレル値をシーベルトに換算するのは簡単ではないのですが、放射性ヨウ素の場合、100 万ベクレル／m2 の線源（地面）から 1 メートルの高さで 1.4 マイクロシーベルト／時くらいの空中放射線量と報道されていました。1 年間そこで暮らすと年間被曝量（外部被曝による実効線量）は 12 ミリシーベルトくらいです。この基準値から土壌から放射される放射線量を比例計算しておよその人体への影響（実効線量）を知ることができます。ただ注意して欲しいことは、この値は 1 日中外に出っぱなしで被曝した量です。屋内だと場合によっては 1／2 ～1／10 の被曝量になるでしょう。また、核種により半減期が異なります。ヨウ素 131 ですと、土壌が汚染してから 6 ヶ月もたつと被曝量は 100 万分の 1 に低下し、ほとんど無視できる値になります。今回の事故で、土壌の長期汚染が問題になるのはセシウム 137 と考えられます（半減期 30 年）ので、この線量をモニターしていかねばなりません。しかし、セシウム 137 も降雨や土壌の洗浄でかなり減る可能性がありますので、現時点で何万ベクレルも測定されたとしても、生活環境周辺での被曝は必ず減るはずです。これは外部被曝の話しですが、食物を介して内部被曝の問題もあります。緊急時の対応（汚染が進行している時期）とある程度、落ち着いてからの対応は異なりますが、中長期的な対応を考える場合は、職業被曝の年間線量限度がひとつの基準として利用されます。詳しくは次の質問の回答を読んで頂きたいのですが、一般住民が日常的に生活するための基準をどこに落ち着かせるかは色々な意見があるでしょう。医療被曝も含めた日本人の平均年間被曝量の 2 倍程度と考えて 10 ミリシーベルト／年間以下をめざすことできればひとつの理想でしょう。どのような総合的な被曝低減対策がとられるのかも含めて、今後の問題の進展を見守っていかねばなりません。チェルノブイリでは避難指示に従わなかった住民には 50 ミリシーベルト以上の累積被曝が確認されたそうです。しかし、セシウムによる健康被害はそれほど問題にはなりませんでした。

「今後、人が住めるか」のご質問についてですが、「必ずもとの状態になる」ことは広島や長崎の繁栄をみても明らかです。問題は「どれくらいの時間がかかるか」という点ですが、わが国の近代科学や土木工学の叡知を結集すれば意外と早く復興できるのではないかと期待しています。

Q24 「避難指示の根拠について、もう少し詳しく教えてください」

事故直後に国は事故原発から一定の区域に避難指示や屋内退避を指示しました。基本的な考え方は周辺地区の各地点について放射線の空中被曝量をモニターして、その値に基づいて指令を出します。もう少し詳しく言うと、汚染が発生した事故直後には、今後どれだけ新たな汚染が続くかわからないわけですから、事故原発からの距離と気象データを利用して高線量地域を推測し、各地点の空中放射線量を公表しながら適切に避難情報を発信しなければなりません。しかし、線量測定など準備が充分に整わない段階では限られたデータから、事故原発を中心とした同心円距離をもとに緊急的に避難地域を決定することもやむを得なかったのでしょう。部分的な報道では事故直後では 1000 マイクロシーベルト／時間以上の空中放射線量が記録された場所も多数みられたようです。1～2 日、屋外で作業しただけで職業被曝の線量限度を越える値ですから、このレベルでは一般の住民は即座に避難すべきでしょう。しかし、汚染源対策がある程度進み、あらたな汚染が収まった状態では、中長期的な避難地域の設定にシフトしていかねばなりません。この段階では職業被曝の年間線量限度が基準になるものと思われます。職業被曝の年間線量限度は 1990 年や 2007 年の ICRP 勧告では 5 年間で 100 ミリシーベルト（年平均 20 ミリシーベルト）、事故などの緊急時対応を考慮しても、どの 1 年間でも 50 ミリシーベルトを越えてはならないとされています。しかし、わが国では、長らく 1977 年勧告の年間 50 ミリシーベルトが職業被曝に関する法律に採用されてきました。しかし、4 月 7 日時点で政府は「長期的影響をかんがみて」線量限度を 20 ミリシーベルトに引き下げる考えを表明しました。職業被爆の基準を一般住民に当てはめたと考えると問題がありますが、正確には ICRP2007 年勧告に従って独自に判断したと言うべきでしょう。非常時対応としてはこの値は国際的にも同意が得られると思います。除染対策など被曝線量を下げる努力は今後の大きな課題ですが、とりあえずは年間 20 ミリシーベルト以上の被曝に相当する地域が避難地域と判定される一つの条件となるでしょう。さて、汚染物質は今回の事故では主として水蒸気に付着して拡散したと見られます。チェルノブイリの事故では黒鉛に付着した種々の核種が爆発的に飛散しました。半減期の短いヨウ素 131 の影響は数ヶ月でほとんど検出されなくなるでしょうが、半減期が 30 年と長いセシウムは長年にわたって放射線を出し続けます。線量限度 20 ミリシーベルト／年間を被曝のリミットと考え、値を 365（日）X24（時間）で除すると限界の 1 時間あたりの空中放射線量は約 2.3 マイクロシーベルト／時間となります。事故後 30 日の時点でも、30Km も離れた場所ですらこの値よりかなり高い場所があるようです（飯舘村で事故から 10 日以上たった時点から観測された 15 日間の積算被曝量が 7.2 ミリシーベルトであったと新聞報告されていました。時間あたりの被曝量になおすと 20 マイクロシーベルト／時間程度の線量になり、上記の職業被曝の線量限度の 9 倍程度、年間自然放射線被曝量の 70～80 倍ということになります）。このように、被曝のレベルは各地域の線量さえわかれば、自分でおよその計算が可能です。空中放射線量のモニター値をきちんと報道してもらいたいと思います。前の質問でもお答えしましたが、避難指示の解除についてどのような方針が出されるか、まだ確定していませんが、国の決定を見守りたいと思います。屋内での被曝条件は空中よりかなり低いとはいえ、住民の皆さんに帰宅許可について検討が始まるには、もう少し時間がかかるでしょう。

21

■ 参考資料

Q25*² 「居住可能かどうかの判定に年間２０ミリシーベルトの被爆に相当する空中放射線量が基準にされていますが、その根拠はあるのですか」

前の回答内容と重なりますが、補足させて頂きます。非常時における被爆線量の基準値は平常時とは異なった考え方が必要です。年間２０ミリシーベルトは ICRP 勧告による職業被爆の年間線量限度と同じ値です（正確には５年で１００ミリシーベルト以内、そのうち１年でも５０ミリシーベルトを越えないこと）。平常時では、一般国民の年間２０ミリシーベルトの被爆線量は決して低い値ではありません。しかし、原発事故の初期対応として短期間（何ヶ月あるいは１，２年のレベル）に限った場合は現実的な基準として世界各国で利用されています。職業被爆の線量限度を一般人に適用するのは間違っているとの意見があるかもしれませんが、非常時の短期的対応ということを考慮すべきでしょう。職業被爆の線量限度は実際に個人が被爆した線量を測定して判断します。しかし、避難地域の決定の際には屋外の空中放射線量で基準を設定します。この場合、実際に住民が被爆する線量はかなり少なくなります。一人ひとりの生活行動の違いはあるでしょうが、われわれは一日の多くを建物の中で過ごすからです。建物の中の線量は屋外線量の１／２〜１／１０になります。屋外の空中放射線量が年間２０ミリシーベルトの被爆量に相当（約２．３マイクロシーベルト／時）する場合、昼間のほとんどを屋外で作業する方でも２０ミリシーベルト／年間　をかなり下回るはずですし、大部分の住民は１０ミリシーベルト／年間　以下の被爆量に抑えられる筈です。もちろん空中放射線量２．３マイクロシーベルト／時　は低い値ではありません。あくまで短期間の基準値としてとらえ、できるだけ線量を下げる努力が必要です。放射線には「安全許容量」という概念はないというのが ICRP の基本的な思想です。

Q26*² 「２０ミリシーベルト／年間　は子どもの居住可能線量限度として採用してもよいのでしょうか」

子どもの放射線感受性が高いことはよく知られています。子どもは次世代の担い手なのですから、子どもの被爆は出来るだけ避けねばなりません。筆者は小児科医ですが、その立場からも１５才以下の子どもに長期間にわたって年間２０ミリシーベルトを被爆させることは決して好ましいことではありません。では、どれくらいの線量なら安全なのかという問題ですが、根拠のあるデータはないというのが現実です。チェルノブイリ原発事故では子どもの甲状腺癌が多発したことが知られています。これは甲状腺ホルモンの産生が盛んな子どもの甲状腺に放射性ヨード（ヨウ素１３１，半減期は８日でガンマ線、ベータ線を放出）が集中的に取り込まれた結果によると考えられています。研究者によって意見が異なりますが、子どもの甲状腺の組織別等価線量係数は数倍から数１０倍高いと考えられています。ウクライナの甲状腺がんの多発には食餌性のヨウ素不足も背景にあると言われ、わが国で実際に甲状腺がんの発生が高まるか今後の調査に待つ必要があると思います。ただ、甲状腺がんの治療成績はとても良いですから、それほど深刻になる必要はありません。わが国の場合、すでに事故から２ヶ月以上が経過していますので、さらなる放射性物質が拡散するような事態が起らないかぎり、今後半減期が短い放射性ヨウ素が新たな健康問題になる可能性はないでしょう。今後問題になるのは放射性セシウムと思われます。セシウ

22

ム１３７は３０年という比較的長い半減期を持っていますが、体内に取り込まれた放射性セシウムが排泄されることによる生物学的半減期は３ヶ月くらいです。子どもの被爆を考える場合、食事や呼吸に由来する内部被爆と汚染された土地からの外部被爆の両方が問題になります。チェルノブイリ原発事故では、低線量地区での住民被爆の平均が１０〜２０ミリシーベルト／年間、高線量地区では５０ミリシーベルト以上と言われていますが、健康調査でも甲状腺がん以外のがんの多発は認められていません。小児がんの発生に被爆が与える影響がはっきりしないのは、小児がん（１５才以下）の発生頻度が０．２％以下と大変低いことが原因です。子どもに与える放射線の影響を高く見積もる研究者（オックスフォード小児がん調査）は、１０〜２０ミリシーベルトの被爆によってがん発生の相対リスクが１．４倍になると報告しています（ちなみに成人では１００ミリシーベルトで１．０５倍程度）。この高く見積もったデータを採用したとしても、「普段、１０００人に２人の小児がん患者が発生しているとすると、被爆により１名増加する」程度なのです。充分な母集団とコホートのような厳密な調査をしなくては低線量被曝（一般には100ミリシーベルト以下）が子どもに与える影響を明らかにすることは科学的（疫学的）にも大変難しいのです。

世界には標高が高いため年間自然放射線被曝量が10ミリシーベルトを越える都市もあることですし、必要以上に恐れることはありませんが、緊急時であっても子どもに年間２０ミリシーベルトを被爆させ続けることは可能なかぎり避けるべきです。放射線が生物に与える影響は、がんなど一部の領域ではかなり明らかになってきましたが、低線量被曝の影響はまだ完全に解明されているとはいえないからです。少なくとも一律に「２０ミリシーベルト／年間　以下は安全です」と言うのは好ましくないと思います。子どもや妊婦の被爆は可能な限り少なくする努力が必要です。緊急事態を混乱無く収束するためには集団を対象とした一律的な規制も必要でしょうが、事故対策が中盤戦に入った現在では個別的に柔軟に対応する必要があると思います。どうしても心配な方は臨床遺伝専門医や認定遺伝カウンセラー、小児癌専門医などに相談することをお勧めします。

Q27[*2]　「学校の校庭の空中放射線量を３．８マイクロシーベルト／時　までなら安全という政府の方針について、安全の根拠を教えてください」

最初にこの報道を聞いた筆者も「おや？」と思いました。この空中放射線量では年間３０ミリシーベルト以上の被曝量になるからです。よく聞いてみると、「校庭にいる時間を８時間、屋内にいる時間を１６時間」として、年間２０ミリシーベルトの被曝量を基準に校庭の空中放射線量を３．８マイクロシーベルト／時　と計算したのですね。いくら「国の基準を示すべき」と言われても、いじりすぎるとかえって混乱するのではないでしょうか。「年間２０ミリシーベルトの被爆」についての考え方は前の質問で回答したとおりです。子どもの管理線量としては問題があります。しかし、実際に毎日８時間も校庭に出ている子どもはいないでしょう。実際に校庭に出ている時間が２，３時間とすると被曝量は１０ミリシーベルトを下回ります。校庭での遊び方によっても被曝条件は変わります。今後の対応で重要なことは「柔軟に考えていく」ことにあると思います。校庭の除染作業はこれからどんどん進んでいくでしょうし、色々な条件で放射線量は変化します。定期的に線量をモニターして、屋外の授業時間を決めていくなど、柔軟な対応が必要なのではないでしょうか。

■ 参考資料

Q28[*2] 「医療被爆がその例ですが、被爆をある程度の代償と考えて我慢すべき場合もあると言われても、その判断を自分でやれと言われても困ります」

そのとおりですね。その被爆線量がなんらかの効果の代償と考えられるかどうか、専門知識が必要な場合があります。誤った判断が人工妊娠中絶や重篤な健康障害に繋がっては大変です。また、差別や人権侵害に繋がることもあります。自分で判断がつかない場合は、被爆に詳しい医師や遺伝カウンセラーと相談することをお勧めします。
「子どもの健康に対する不安」に関する質問が続きましたが、被爆を恐れる余り、子どもに運動不足、ストレスの負荷を与えることは好ましくありません。
野菜の汚染を心配するあまり、子どもを野菜不足にしても健康障害の原因になります。成人の場合、運動不足や肥満は４００ミリシーベルト／年間　の被爆線量と同程度の「がん」増加率に相当すると言われています。学校の校庭を使用禁止にして子どもを長期間、運動不足にするのと、低線量の被爆とどちらが健康障害の原因になるかという問題を考える必要があります。生活スタイルの個人差もあるでしょうし、科学的なデータが充分ではないので、一概に言うことはできませんが、極端な被爆不安はかえって子どもの健康を損なう可能性があります。

Q29 「日本沿岸では海水浴などできなくなる可能性はありますか」

遺伝カウンセリング担当者としての専門性から離れるので確実なことは申し上げられませんが、一般科学常識からお答えします。大気や海に放出された放射性物質の拡散は物理的な現象です。一般に大気より海のほうが拡散の速度は遅いはずです。拡散して平衡状態に至った時の汚染濃度は汚染水の量と海の海水量で決まりますが、この比率は無限大に近いので時間がたてば汚染濃度はほとんど検知されないレベルに収まるでしょう。ただ、海には海流や表層部から深層部にいたる対流があります。海岸の地形が複雑な地域では沿岸流と呼ばれる複雑な流れもあります。短期的には原発から離れていても高いレベルの汚染部位が部分的にできる可能性があります。最新の海洋データが公表されれば時間軸に沿った汚染予報も理論的には出せるのではないかと思います。これまで原水爆実験や原子力潜水艦の事故で一時的な海洋汚染（私の年代では「ビキニまぐろ」を覚えておられる方も多いでしょう）が報じられたことがありますが、海の回復力は予想以上に早かった印象を持っています。汚染源の問題が解決すれば沿岸部の汚染も比較的短期間に解決すると思われます。ただ、海洋生物の汚染は別の視点から論じるべきでしょう。半減期の長い放射性物質が海底に蓄積する問題や、海洋生物の生態系にはまだわからないことが多くあります。回遊魚の問題など地球規模のモニタリングが必要でしょう。環境対策は国際的な課題だということを改めて知らされた原発事故でした。

Q30 「今回の事故のあと、世界各地で放射能汚染が確認されていますが、本当なのでしょうか。北海道や九州も汚染されると考えると怖いです」

24

事故により原子力燃料の核反応に由来した汚染物質が大気中に放出されましたから偏西風に乗って世界各地に拡がっても不思議はありません。普段は検知できない核種を検知することにより汚染物質の飛来が確認できる可能性があります。しかし、汚染物質は地球をまわる間に膨大な量の大気により拡散されますから、検知される線量はごく微量で健康に影響を与えるレベルではありません。かつてチェルノブイリ原発事故の直後、日本でもセシウム137などが検出され、野菜などと一緒に日本人の体内に入ったと考えられます。その結果、約2年間にわたって私たちが被曝する年間自然放射線量を、僅かに（胸部X線写真撮影を1, 2枚撮影するくらいの量）増加させました。もちろん健康に影響を与えるレベルではなく、当時、神奈川県で実施していた先天異常のモニタリングシステムでも追跡しましたが、先天異常の発生増加を検知することは不可能でした。汚染のレベルが今回の事故とは比較にならないほど大きかったチェルノブイリの事故でも日本への影響は皆無だったと言えます。もともと大気中にはラドンなど、放射性物質が存在していて、その量は年間1ミリシーベルト以上の自然被曝の原因となっています。原発事故による地球規模の汚染レベルはこれよりはるかに少ないのです。

Q31[*2] 「ICRPとか、BEIRなど普段聞かない国際委員会の名前が出てきますが、どのような目的で作られた委員会なのか、よくわかりません」

放射線や原子力の利用をめぐって国内だけでなく国際的規模の機関や公的な委員会が設立されています。これらの機関は大きく分けて、科学的な研究を目的とするもの、原子力の利用（軍事、平和利用も含めて）を規制管理する目的のもの、人類や生物の放射線防護を目的にしたものがあります。ICRP（国際放射線防護委員会）は名前のとおり放射線防護を目的とした委員会で、多くの被爆医療の専門医師が加わっています。またBEIR（電離放射線の生物学的効果に関する委員会）は米国科学アカデミーが試問した放射線生物学の立場から放射線の生物に対する影響を科学的に研究するための委員会です。この2つの委員会は原子力の利用推進・反対とは無関係の中立的な機関で、人類の健康を守る立場と科学的な評価を重視しています。特にICRPは医療的な視点に基づいて、放射線被爆に関する現実的な対応を目的とした勧告を出し続けてきました。本小冊子ではこの2つの委員会の考え方を基本に今回の原発事故に関わる問題を解説しました。

放射線の人体影響に関する基礎データはその多くが広島・長崎の被爆者調査研究に基づいていますが、広島や長崎に投下された原子爆弾の放射線の線質に関する評価が1980年代に大きく変りました。それまで、原子爆弾による被爆は主として放射線荷重係数が大きい中性子線によるものと考えられていましたが、その後の調査でガンマ線の影響が大きいことが判明しました。このため、放射線の人体への影響を高く見積もる必要性が出てきたのです。このことが、BEIR-5報告（1986年）とICRP1990年勧告という新しい報告に繋がりました。2つの報告は、その後、何度か小改訂され、現時点で最新のものは、BEIR-7報告、ICRP2007年勧告です。詳しくはInetで確認して頂きたいのですが、内容的には大きく変るものではありません。

Q32 「今回の原発事故でも将来、住民の健康調査が行われるのでしょうか」

現時点では、事故の収束の見通しがまだ立っていない状況ですが、おそらく次のような経過で進んでいくことと思います。

第1段階　原子炉や使用済燃料プールの冷却の安定化（半年〜1年）
第2段階　破壊された建物の封鎖による汚染拡大の阻止（1年後〜）
第3段階　周辺地区の汚染除去（土壌の洗浄、入れ替え）と環境の安全
　　　　　確認（1年後〜）
第4段階　避難勧告の解除と住民の復帰（安全確認後）、健康調査の開始
第5段階　原子炉の廃炉化（数年〜20年以上）

この種の健康調査は調査規模が大きく、検診体制の確立など法律の立法化を伴うので時間とお金かかります。自治体の負担も少なくないでしょう。調査期間は次世代の18歳までをめどにしても20年以上が必要でしょう。すでに解説したように被曝線量の実態からは、短期的な影響で大きなものは出てこないでしょうし、「がん」や先天異常の発生など長期的な影響もほとんど確認できないのではないかと思います。しかし、「影響が無かった」ことを確認することが大変重要なのです。　広島・長崎はもちろん、大きな原発事故の後では周辺住民を対象とした大掛かりな健康調査が実施されています。健康被害が発生したかどうかの事実を知ることは、単に被曝された方々のためだけではなく、私たちすべてが次の世代に負うべき責務だろうと思います。また、今回の原発事故は日本だけの問題ではなく、世界が注目している大問題であり、健康調査を公表することは同じ地球環境に住む日本人の責任だと思います。健康調査は早期に計画しておかないと、時間と共に人口の流動などの理由により調査が困難になります。私たちは国民の健康を守る立場から健康調査の早期開始を強く提言します。

付記：事故後3ヶ月が経過しましたが、福島県が主体となって大規模な健康調査が行われる予定と発表されました。今回の調査では事故原発周辺住民の低線量被曝が対象になりますので、長期にわたるコホート調査など、厳密な調査がデザインされねばなりません。国や専門機関の強力なサポートが必要になると思われます。広島・長崎の調査をはじめ、過去の世界各国の同様な調査の結果からは福島で重大な健康被害の出現は予想できません。しかし、放射線の健康への影響はすべてが解明されているわけではありませんので、慎重な調査が期待されます。もし健康被害が証明できなくても、そのことを証明するのが私たちが次世代に負うべき責任ですし、日本の世界に対する責任なのです。さて、これまでの健康調査の経験から早急に提言すべきことがあります。健康障害と被曝との関係を明らかにするためには、住民一人ひとりが受けた被曝線量（外部被曝、内部被曝）の確認が基本データになります。後日になって被曝線量を科学的に測定することは不可能で、住民の生活行動から推定するしか方法がありません。調査対象になる可能性がある住民の皆さんは、記憶が薄れないうちに、事故後（とくに事故発生から1ヶ月くらいまで）の生活行動（どの場所にいたか、食事内容など）をできるだけ詳しく記録しておいて欲しいと思います。このことが今後の健康調査の精度を決定する大きな要因になります。
また、健康調査の対象者が被曝者＝汚染者と誤った非科学的な根拠から不当な差別を受けないよう、関係者にはとくに周到な配慮に基づく対策を考えて頂きたいと思います。

おわりに

本冊子は、今回の原発事故に由来する不安に応えることを目的として急遽作成したものです。NPO法人遺伝カウンセリング・ジャパン、日本認定遺伝カウンセラー協会、日本遺伝カウンセリング学会の協力を得てホームページへの掲載や小冊子配布にこぎつけました。

ホームページ
　NPO法人　遺伝カウンセリング・ジャパン
　http://www.npo-gc.jpn.org/report.html

日本産婦人科医会のホームページに、会員向けの情報提供として、
「放射能汚染に関する基礎知識と現実的対応」（2011.4.6）という有用な資料がありますので、こちらも是非参考にして下さい。
　http://www.jaog.or.jp/News/2011/sinsai/kensyu_0406.pdf

現在の状況はたいへん流動的なので、政府や原子力安全委員会の広報には最大限の注意を払って下さい。

（執筆者あとがき）

私たち遺伝カウンセリングに従事する者は、日頃から医療被曝など、被曝に関する遺伝カウンセリングを行なっています。しかし、私たちは放射線の専門家ではありません。原子力や放射線の専門家ではなく、国民の健康を守る立場の専門家として冊子をまとめたことに意義があると考えています。もちろん、この冊子をまとめるにあたり、原子力工学、放射線生物学、放射線専門医の方々からそれぞれの専門の立場を反映した貴重なご意見を頂きました。とくに放射線医学研究所の島田義也先生には今回の原発事故対策に超ご多忙の身でありながら、数値データのチェックを始め、数々の貴重なご助言・ご示唆を頂きました。紙面を借りて心からお礼申し上げます。本冊子で何か不都合な記述が見つかったとすれば、皆様のご意見を素直に受け入れなかった執筆者の責任と考えています。この冊子をたたき台として、よりよい遺伝カウンセリングのツールを作成していきたいと思いますので、今後も皆さまの御協力をぜひよろしくお願い致します。

2011年4月18日　東日本大震災の一日も早い復興を祈りながら。

（改訂版について）

震災発生から3ヶ月が経過しようとしています。災害の復旧は全国民的な協力と応援のもとに進められていますが、原発事故については関係者の自己犠牲的な努力にもかかわらずまだまだ先の見通しがつけられない現状です。事故原発周辺住民の被曝に関する不安も、初期的な不安から中期・長期的な不安に変わりつつあります。本小冊子は当初から被曝による国民の皆様の不安に応えることを目的に執筆されました。放射線被曝についての基本的な考え方は変わっていませんが、新たに報道された資料や国民の皆様の不安の変化に対応して、今回、いくつかの修正や加筆を行ないました。また、本小冊子は当初、一般の方にも理解しやすいように専門用語を出来るだけ使わないで執筆しましたが、本小冊子が現場の医療従事者の方々にも利用されていることを知り、今回は用語の使い方にも少し気を配りました。また、日本遺伝カウンセリング学会の会員で、放射線生物学の専門家であられる武部啓先生や、藤川和男先生からも貴重なご助言を頂きました。しかし、カウンセリングの基本にこだわり、内容の理解を難しくしないよう最大限努力したつもりです。なお、新しく付け加えた質問・回答には＊印をつけていますのでご活用して頂ければ幸いです。

5月29日
千代 豪昭 （日本遺伝カウンセリング学会理事）
"Hideaki CHIYO" <chiyo.hide-aki@qa2.so-net.ne.jp>

6

執筆協力者からのメッセージ

執筆協力者からのメッセージ

放射線健康カウンセリングを振り返って

東京大学医科学研究所臨床ゲノム腫瘍学分野
古川洋一

　あの東日本大震災から3年がたちました。震災1年後の平成24年から25年にかけてお手伝いした放射線健康カウンセリング外来を振り返ると，私には次の3つのことが深く心に残っています。

　1つ目は，震災と津波による被害と，原発事故による社会崩壊です。2つ目は，相談者たちの中に見た，原発事故による避難生活の苦労や，放射能汚染に対する不安，行き場のない怒りなどです。そして最後は，地域医療の継続と，汚染がもたらす新たな課題のために奮闘する，南相馬市立総合病院スタッフたちの生き生きとした姿です。

　1つ目の被害について，皆さんはニュースや新聞・雑誌でご存じでしょうが，映像で見るのと，その場所に来て見るのとでは，全く印象が違うのです。平成24年6月，私は南相馬市立病院を訪れるため，福島駅から約1時間半をかけて南相馬市原町へ向かうバスに乗りました。その途中，飯舘村という村を通るのですが，この村周辺のビニールハウスや田畑は放置され，雑草が生い茂っていました。ここは原発事故後の風によって飛来したプルームのために，汚染が強く今でも住むことはできません。道路には多くの車両が通っていたのですが，町の中にはほとんど人影が見えず，建物はそのままなのに忽然と人が消えてしまったようでした。また南相馬市では，病院の方に小高地区に連れて行ってもらいましたが，震災から1年がたつのに全く手つかずで，復旧の気配さえありませんでした。田畑には津波で流された自動車が放置され，商店街には何軒も壊れた家屋や傾いた商店がそのままになっていました。事故を起こした福島第一原発と放射能汚染により，地域社会が完全に

崩壊していました。私は，人のいない街を車の窓から茫然と眺めるしかありませんでした。

次に記憶に残るのは，汚染がもたらす心の被害です。私がカウンセリング外来で担当した相談者の方々は，震災の際にそれぞれ避難を余儀なくされ，様々な苦労を経験されていました。その後南相馬に戻って再び生活を始めていましたが，以前と同じ生活，同じ気持ちで暮らすことはできませんでした。ある人は別々に過ごさなければならない家族への思い，またある人は自分や家族，子供たちの健康に対する不安，あるいはこの先の生活に対する心配などを抱えて過ごしていました。ご自身の被ばくを避けるだけでなく，子供たちを被ばくさせないように精一杯頑張っておられました。放射能汚染は，それまでの生活から，安心という当たり前で大切なものを奪い去っていました。また放射能に対する正しい情報がないために，不安が募っている状態でした。私がカウンセリングのお手伝いをして，どれだけ不安を和らげることができたのかわかりませんが，正しい知識と理解のために少しは役立ったのではないかと思います。

3つ目は，南相馬市立総合病院関係者のとてもすがすがしい姿です。私が最初に病院を訪問した際，会議室で現東北大学医学部放射線生物学分野教授の細井義夫先生の講演に出席したのですが，皆さん一生懸命話を聞きながら，原発事故の当時の事を思い出しているようでした。病院は原発から20～30kmの地域にあるため，事故後の3月15日に屋内退避指示が出て，スタッフたちは逃げるか残るかという選択を迫られました。地域に残る患者さんたちがいる以上，最低限の診療体制を存続させなければならないという思いで病院に残り，診療を継続したスタッフと関係者の勇気と熱い思いは，いくら称賛してもしすぎることはないでしょう。食料やガソリンなどの枯渇，救援隊の来ない中での入院患者の搬送など，たくさんの苦労があったと聞いています。一致協力して病院を守ることができたのは，みんなの優しい気持ちと，金澤幸夫病院長や及川友好副院長などのリーダーシップによるところが大きいと推察いたします。私がお手伝いした際にも，地域の皆さんの健康と安心のため，そして明るく元気な南相馬が戻ってくることを切望し働いておられました。素晴らしい人たちと一緒に仕事ができたことを幸せに思います。

私がこの事業に加わるきっかけは，現シカゴ大学教授の中村祐輔先生（震災時医療イノベーション推進室長）と南相馬市立総合病院関係者との出会いからでした。日本遺伝カウンセリング学会理事の千代豪昭先生が中心となって，カウンセリングチームを作るというので声をかけていただきました。千代先生は広島の被爆者の調査の経験もあり，すでに南相馬市の産婦人科開業医のお手伝いとしてカウンセリングを行っていました。前述の細井義夫先生や，福島県立医科大学産婦人科教授の藤森敬也先生，宮城県立こども病院産科部長の室月淳先生，札幌トロイカ病院精神科の北川恵以子先生も加わった，とても素晴らしいチームに参加できました。私は専門であるがんについての担当でしたが，放射線被ばくとがんについては，放射線医学総合研究所の島田義也先生から多くのことを教わりました。この場を借りてお礼申し上げます。

　このカウンセリングを通じて，とても一言では表せない様々なことを学びました。私にとって最大の成果は，この事業を通じて知り合った人たちとの温かいつながりです。事業終了後は南相馬を訪れていないのですが，心は南相馬とつながっています。現地の人たちに安心と心からの笑顔が早く戻ってくることを願っています。

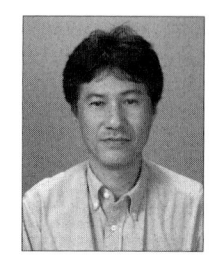

古川洋一

1987年 東京大学医学部医学科卒業。同年より5年間，東京大学医学部附属病院および関連病院で外科医として勤務。1992年よりがん研究所生化学部（中村祐輔研究室）にてがんと遺伝子の研究を開始。1996年 WHO 国際がん研究機構留学などを経て，2004年より，東京大学医科学研究所ヒトゲノム解析センター特任教授，同附属病院ゲノム診療部部長（併任），2007年より同研究所臨床ゲノム腫瘍学分野教授
臨床遺伝専門医・指導医

執筆協力者からのメッセージ

南相馬の放射線健康カウンセリング活動で自分自身をみつめなおす

宮城県立こども病院産科
東北大学大学院医学系研究科先進成育医学講座胎児医学分野
室月　淳

1. 震災をめぐる個人的な体験

　3月11日の震災のあと，私の病院では息も継げないほどの忙しさがしばらく続きました。最初の10日間は，地震により機能が停止した仙台市内の分娩取り扱い医療機関の妊産婦をすべて受け入れ，次々に送られてくる分娩開始の産婦や，飛び込んでくる救急車による搬送の対応に必死でした。ライフラインが徐々に回復した10日目を過ぎるあたりから，当科の診療もほぼもとの状態に復してきましたが，その後は私たちの余力を使って津波で壊滅した沿岸地域の産婦人科医療機関に交代で応援に入るようになりました。震災のあとの混乱の中，産科診療に必死で奔走している私の心にいつも影を差していたのが福島第一原子力発電所の事故のことでした。繰り返す水素爆発，日々刻々と変わっていく状況に，診療に忙殺されながらも暗い表情で新聞記事やネットニュースを追っていたのを覚えています。原発事故はその圧倒的な衝撃により私の中ではなんとも解釈不能，解決不能の出来事となっていました。巨大地震と津波は終わったけれども，原発事故による放射能汚染が続くかぎり震災は続いているのであり，決して「震災後」とはならない。私にとってこの震災は，そういった不条理な感情がもつれあってなんともいえない状況にありました。社会人になってからというもの，核兵器や原子力発電に対する見解を棚上げにして，現実となんとか折り合って生きようとし

てきました。なぜきちんと意見表明とアクションをしてこなかったのだろうかという悔恨にさいなまされもしました。

　私がそのとき，最も心配したのは，福島県をはじめとした東北に住む妊婦さんたちのことでした。チェルノブイリの原発事故の直後，ヨーロッパ諸国では被ばくに関する風評が蔓延して一種のパニック状態となり，妊娠している女性がいっせいに人工妊娠中絶に走ったことが知られています。例えばギリシャなどでは30％も分娩数が減少したことが報告されましたが[1]，東欧，北欧などの多くの国々で同じような現象がみられました。私がその論文「ギリシャにおけるチェルノブイリの犠牲者−事故後の中絶」[1]を読んだのは，たまたま偶然に東日本大震災の1，2ヵ月前のことでした。チェルノブイリ原発事故後に行われたこれらの多くの中絶は全く非理性的で無意味なものであり，事故の真の犠牲者はこれら中絶された胎児といえるというのがその論文の主旨でした。今なにかしないと日本でも同じような悲劇が起こるのではという危機感に強く衝き動かされました。

　だいぶ前に読んだ井上靖の「城砦」のことも思い出していました。この小説の美しいヒロイン透子は，内心では主人公の高津総一郎に強くひかれながらも彼の求愛をかたくなに拒むのですが，ストーリーの進展とともにそのなぞが徐々に解き明かされていきます。ヒロインは子どものときに長崎で被爆し，「自分は一生結婚してはいけない」，「子どもをつくってはいけない」と，小さいときからずっと思いつめて生きてきたのです。当時の考え方ではそういうこともあったのかも知れませんが，現在では被ばくの遺伝的影響についてはほぼ否定されています。これからの時代に同じような悲劇を繰り返すことは決して許されないでしょう。

　私は産婦人科専門医であり，かつ臨床遺伝専門医でもあります。個人の立場として，いくつかの関連学会や団体の責任者に直接あるいはメールなどで被ばく不安に対する組織的なカウンセリング体制をつくることを提言しました。そのなかで日本遺伝カウンセリング学会の福嶋理事長（当時）は同じような危機感を共有されていて，「実際にいま千代豪昭先生（兵庫医科大学遺伝学講座特別招聘教授）に委嘱して，遺伝カウンセラーの立場から放射線被ばくについて解説したパンフレットを作ってもらっている，ついてはその作

製や配布に協力してほしい」とのご返事をいただきました。

小冊子「放射線被曝への不安を軽減するために」(**図1**) が完成し，2000部が印刷されて東北地方を中心に診療施設や援助団体に配布されたのは，原発事故より1ヵ月後という比較的早い時期でした。これは放射線や被ばくの専門家ではない遺伝カウンセラーの立場からQ&A形式で平易に解説されたもので，現場ではとても評判の良かったものでした。改訂された最新版がNPO法人「遺伝カウンセリング・ジャパン」のサイト[2)]から今でもダウンロード可能です（参考資料として本書124〜154頁に掲載）。

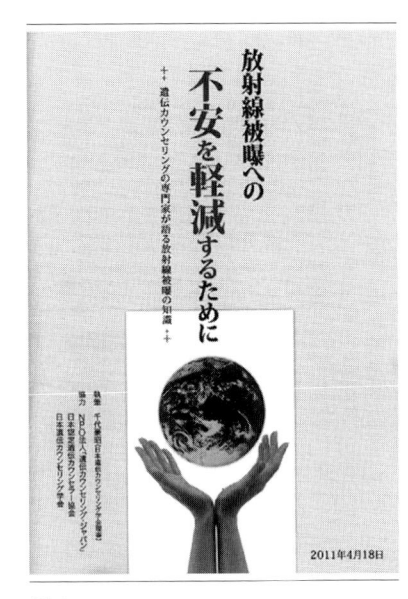

図1

ただ，パンフレット配布だけでいいのか，というのが私の正直な疑問でした。福島では事故直後から多くの専門家が現地に入り，聴衆を前にして講演したり，文書やパンフレットを配布して啓発に努めようとしていましたが，結局，行政とともに専門家に対する現地の住民の不信を強めただけの結果となったのは周知のとおりです。一人ひとりの住民と向き合ってその不安や心配を汲み取り，そしてその心を解きほぐしていくという，まさに遺伝カウンセリングの方法論を使っていくべきではないかというのが私の気持ちでした。そのためには講演やパンフレット配布といった一方的な啓発では効果が不十分であり，電話による個別相談でも顔が見えない分だけ効果が少ないと考えられます。

2. 被ばくリスクについての基本的な考え方

福島の現場では無責任な風評やいわれのない差別への怒りがうずまいていました。たとえば福島の女性とは結婚するなとか，女の子は奇形児しか産

めない身体になっている，どこどこではこんな赤ん坊が産まれたとか，そういったたぐいの風評です。あるいは実際の婚約破談の話，避難先でのいじめ，将来の就職や結婚に対する不安，そういった差別の話です。しかし事実はどうなのでしょうか。広島長崎の疫学調査において，平均200mSvの被ばくを受けた人たちへの遺伝学的影響は全く否定されています。いま，福島の誰がこれだけの影響を受けたというでしょうか。

　放射線の人体への影響には，「身体的影響」と「遺伝的影響」があるのは周知のとおりです。身体的影響は被ばくした本人に現れる障害で，遺伝的影響は被ばくした人の子孫に現れる影響です。ただし妊娠中に胎児が受けた被ばくは，胎児本人への身体的影響に分類されます。

　まず妊娠中の胎児への影響については，ICRPの勧告[3]によると以下のとおりです。妊娠期間を通して放射線に関連した流産，奇形，発達遅滞，発がんなどのリスクが存在し，それは器官形成期と妊娠初期が最も顕著です。ただしこれらの影響には，100〜200mGyあるいはそれ以上のしきい線量が存在します。すなわち，100mGy未満の胎児線量は妊娠中絶の理由と考えるべきではないとされています。こういった妊婦の不安や妊娠中絶についての対応は，通常の「出生前診断の遺伝カウンセリング」と同様となると考えられます。

　放射線の遺伝的影響について上記の勧告[3]では，「両親のいずれかの生殖腺への受胎前照射によって，子どもにがんあるいは奇形が増加するという結果は示されていない」とされています。これは広島長崎の原爆被爆生存者の子どもおよび孫を対象にした包括的な研究で，両親の放射線被ばくに結びつくいかなる遺伝的影響も認めていないことによります。疫学データによると自然突然変異を2倍にする倍加線量は最低でも2グレイ以上とされていますが，さらに低線量の長期の累積の場合ではその3倍以上の少なくとも6グレイ以上と考えられています。これは福島の住民が受けたと推定される被ばくレベルよりも，2桁も3桁も多いべらぼうな量になります。

3. 放射線健康カウンセリングの開始にあたって

　産科医として遺伝カウンセリングを日常的に行っていると，妊娠中にか

ぜ薬を飲んだ，妊娠中に子どもの水痘がうつった，妊娠と気がつかずにレントゲン写真をとられたが大丈夫か？といった相談を受けることが多くあります。人類遺伝学ではこういった相談を「ナンセンスコール」と呼ぶことがあります。こういった事象は遺伝現象を介したものではなく，妊娠後の環境要因によるものであり，人類遺伝学が取り組むべき正統的な問題ではないという考えが「ナンセンス」という語句の背景にあるのだと思います。しかし遺伝学的にはいくら「ナンセンス」であっても，クライエントにとってはすべて切実なものであり，臨床の場では「ナンセンス」な問題などは存在しません。

こういった医療被ばくを扱う遺伝カウンセリングの方法論を応用すれば，福島における放射線カウンセリングも可能となるだろうというのは遺伝カウンセラーの私には自然な発想でした。しかし，いざ実際の活動の参考にしようと内外の文献にあたってみると，原爆被爆地や原発事故周辺地域でのそのような放射線カウンセリングの方法論や記録というものが全く見つからないのにはお手上げでした。チェルノブイリ原発事故後のウクライナやベラルーシに，もしかするとそういった取り組みがあったのかもしれませんが，少なくとも英語の文献上ではそういった記録を見つけることはできませんでした。実はこれまでにそういった思想や方法論がなかったのだろうと考えられます。

そんなとき千代豪昭先生のお誘いもあって，南相馬市立総合病院で放射線健康カウンセリング外来をお手伝いすることになりました（図2）。原発事故後1年以上たちながら被ばくの不安をかかえながら生活している市民は多くいました。地域の復興にも影響しているこれらの不安に正面から対応していこうとして，市立病院の医療スタッフや関係者が，外部からの応援を得て作ろうとしたのがこの「放射線健康カウンセリング外来」でした。その取り組みにあたっては自分たちで新たにノウハウを考えながら手探りで進まなければならないかと覚悟しました。しかし千代先生は，それまで原町中央産婦人科医院にて行っていたカウンセリング活動をもとにして，「放射線被曝への不安を軽減するために」（増補：カウンセリング技術）をすでにまとめられ，ロジャースのクライエント中心療法の理論を下地とした，放射線健康カウンセリングの方法論を示してくださいました。そのときの文章が実はこの本の基になっています。

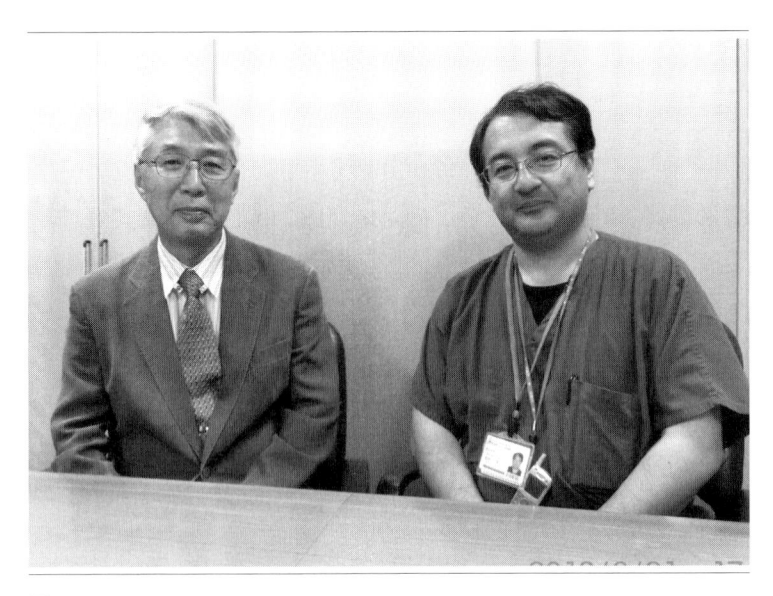

図2

　そのときに感じたもうひとつの大きな不安は，放射線や被ばく医療の専門家でもない自分が，住民の相談に対して適切な判断とアドバイスを与えることができるかどうかでした．放射線被ばくについての専門的知識が足りているか自信がありませんでした．しかし，それに対する千代先生のお応えは以下のようなものでした．医療カウンセリングは科学的エビデンスに基づく必要があり，カウンセラー自身の自己一致をめざして学習するのは当然である，しかしクライエントの行動変容に影響を与えるのは専門知識だけではない，そしてクライエントが困難な事態に対応する勇気というものは専門家以外から与えられることが多いというものでした．極論すれば，時には放射線に関する専門的知識が足かせにもなることがあるというわけです．このように教えられ，そして勇気をもらいながら，放射線健康カウンセリング外来を始めることになりました．

4. 妊産婦，授乳婦および子育て中の女性に対するカウンセリング

　医療従事者の立場からクライエント個人や家族の健康に関する不安を少

しでも解決できることをめざすことが目的で，健康相談という形で行うことが基本です。個人を対象としたカウンセリングのかたちで，「一般的な話」ではなく，「あなたの問題を考える」という態度が基本となります。もちろん被ばくの安全性を押し売りするのが目的ではないのは当然のことです。チームの中の産科医という立場から，私の担当には妊産婦，授乳婦および子育て中の女性が多く集まりました。

　放射線健康カウンセリングは大震災から1年あまりが過ぎたころに開始され，まる2年がたったころに終了しました。住民が少しずつ落ち着きをとりもどした時期にあたります。カウンセリングでは，クライエントに震災のときから始まって今にいたるまでの出来事や，その時々の自分の気持ちについて語ってもらいました。私はカウンセラーとしても人間としてもまだまだ未熟であり，津波や原発事故といった極限の体験をした方々に，適確なカウンセリングをできるという自信が全くありませんでした。それは放射線健康カウンセリングを始める時に感じた「放射線被ばくの知識が足りない」といった不安や自信のなさとは全く別なものでした。

　しかし，実はこの時になにか直接的な解決を求めようとするのはよくないことに気がつきました。カウンセリングによって問題解決しよう，なにか気のきいたアドバイスをしようと意識して話を聞こうとすると，クライエント自身もそのときの感情や思いを正直に出そうとするよりも，これからどうするかに話の焦点がぶれてしまって，せっかくのカウンセリングが台無しになってしまいます。基本的には話をそのまま聞くことであり，なにかの結論に向かって道筋をつけることではありません。ただ話に耳を傾け，気持ちや感情をストレートに受けとめることです。

　3月11日の大地震と津波，そして翌12日からの原発事故の被災者は，一人ひとりが間違いなく様々なドラマをもっています。それは誰に聞いても，何度聞いても，その度に私の胸をうちました。同じ体験を共有していない私には，正直かけてあげられる言葉が何もないのですが，それでも自分だったらこういった気持ちになっただろうということは想像できます。そういった共感，共有しながら話を聞くことになります。それは実は，私が「カウンセリング」という何かを与えるのではなく，クライエントから私が「カウンセ

リング」をいただくという体験だったのです。

　私のほうはただ話を聞くだけですから，クライエントの話す内容はまとまりがつかなくなったり，うまく収束しなかったりすることもあります。話の内容もこれまでの避難体験や仮設住宅での現在の生活，子どもの学校での問題，経済的な苦労といったように，あちこちに飛ぶこともまれではありません。しかしクライエントにとっては，なにか結論を導き出すことではなく，ただ話すこと自体に意味があるのだろうと思います。その気持ちに共感しながら話を聞いてくれるカウンセラーがいて，そのまえで話したいことを自由に話すことができるというそれだけで，クライエントにとってはひとつの解放の契機となったのでしょう。

　もしかすると，ここでは「ナラティブカウンセリング」という技法が本質的な役割をもつのかもしれません。クライエント自身を主人公とした「人生の物語」を完成させることでカウンセリングを行っていく方法です。クライエントの自己確立をすすめ，行動変容の力になっていきます。また最も困難な状況と考えられる予後不良の疾患や逃れられない災難をクライエントが受け入れ，それに立ち向かう力になるともいわれています。カウンセラーとしての私の力量ではとても及ばない領域ですが，それでもクライエントに震災後の体験を自由に語っていただくことで，少しでも前向きになっていただくことができたのかもしれません。

5．活動を終えて感じること

　原発事故から3年近くが過ぎた今から振り返ってみて，福島における妊娠分娩に対する被ばくの影響はどのように評価されるでしょうか。福島医科大学，福島県産婦人科医会の共同調査[4]によると，妊娠成立数は原発事故の後に一過性に減少しましたが，1年後から増加し事故前のレベルに徐々に回復しつつあります。また100妊娠あたりの自然流産数，人工妊娠中絶数は事故前後で大きく変化しませんでした。これは福島県内のすべての産婦人科施設を調査したもので，結果には高い信頼性があります。奇形発生数については現在もなお解析中で未発表ですが，これも有意な変化を認めなかった由を伝え聞いています。

福島第一原発事故後に福島県における人工妊娠中絶数が増加しなかったことは，人口動態統計の速報でも確かめることができます。チェルノブイリ原発事故にパニックが起こって多くの妊婦が人工妊娠中絶に走ったヨーロッパ諸国に比べ，日本の，いや福島の市民の民度の高さは目を見張るものがあります。本当に感嘆すべきだと思いました。事故直後に私が抱いた危惧が杞憂と終わったことに大きな喜びを覚えます。

　震災後に私が心の中でずっと感じていたもやもや感，葛藤の正体は，原発事故そのものに対する不安や怒りといった「負の感情」と，事態を収束させようと現場で頑張っている方々への感謝と尊敬や原発周辺地域の住民についての心配や共感といった「正の感情」のふたつのせめぎ合いといえるものでした。そして南相馬に入って住民の方々と接することにより，共感すべき対象の人たちがはっきり見えてくることにより，自分自身の感情も明らかになってきて，私が今後とるべき方向が何なのかが冷静に判断できるようになったのを感じました。クライエントのお話を傾聴することにより最も救われたのは，実は何よりも私自身だったのです。それに気がついときほど愕然とし，同時に感動がこみあげたという経験は今までになく，その時の驚きは決して忘れられません。カウンセリングの奥深さを改めて感じたのもそのときでした。

　先日，福島県郡山市で「第2回放射線の健康影響に関する専門家意見交換会」があり，「放射線被曝への対応－遺伝カウンセリングの立場から」というお話をさせていただきました。意見交換会が終了したあと，専門家の一人のあるお年をめした方に話しかけられました。「われわれの世代は戦災で壊滅的打撃を受けたが，誰の手もかりず独力でここまで復興をとげた。福島の人間も他からの支援をあてにせず，そろそろ自分たちだけで立ちあがり歩きはじめる時期にきているのではないか」とのことでした。確かにそうかもしれない，いや，本当にそうか？　その時はうまく反論することができませんでしたが，しかし今はこう考えています。　今回の大震災による死者は2万人近くにもなる未曾有の災害でした。しかし現代日本における年間自殺者はそれを超える3万人にものぼります。これは国際的にみても異様な数であり，単に文化の違いというよりは，どう考えても日本社会のシステムに根本的な

エラーがあるとしか考えられません。もし今回の震災のつらい経験を契機にして，われわれ日本人が前向きに進もうとするならば，そういった社会を大きく変えていくことが重要だろうと思います。それは困っている人，苦しんでいる人を絶対に最後まで見捨てない，決してすべてを自己責任に帰さない，という社会の支えをつくることです。そこには経済的・物質的な援助のみならず，他者への信頼とか救いへの確信といった目には見えない支えをもたらすことが望まれていると思います。それは被災者のみならず，すべての弱者への最も大きな救済につながっていくことになるでしょう。

被ばくカウンセリングによって被災地の問題に取り組んでいくのは，個人の悩みや苦しみに向き合うのと同時に，社会のすべての成員に対しても決して見捨てないというメッセージを発信することになります。それは福島のためだけではない，社会すべてのためです。二重の意味での働きかけだったといえるかもしれません。

参考文献

1) Trichopoulos D, et al : The victims of Chernobyl in Greece : induced abortions after the accident. Br Med J 295, 1100, 1987.
2) NPO法人「遺伝カウンセリング・ジャパン」
 http://www.npo-gc.jpn.org
3) ICRP勧告翻訳検討委員会 訳：ICRP Publication84 妊娠と医療放射線 2000，日本アイソトープ協会，2002.
4) 野村泰久，藤森敬也，岡村州博：震災後福島県内の妊娠成立状況と初期妊娠の経過．日本周産期新生児会誌 49, 705, 2013.

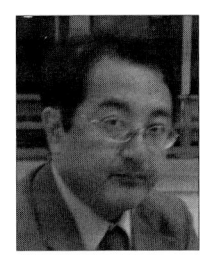

室月　淳

1986年に東北大学医学部卒業後，カナダ・ウェスタンオンタリオ大学ローソン研究所に3年間留学。東北大学産婦人科，山形県立中央病院，国立仙台医療センター，岩手医科大学などをへて，2009年9月より宮城県立こども病院産科部長に就任。2010年4月より東北大学大学院医学系研究科先進成育医学講座胎児医学分野教授を併任する。産婦人科専門医，臨床遺伝専門医・指導医，周産期医学専門医・指導医（母体胎児），超音波医学専門医・指導医。

執筆協力者からのメッセージ

原子力災害被災地域から

南相馬市立総合病院副院長
及川友好

　福島県太平洋北部沿岸は東日本大震災と福島第一原子力発電所事故により，世界初の地震，津波，放射線障害，いわゆるトリプル被害に見舞われました。震災前後を通して，この地域の基幹病院の1つである南相馬市立総合病院に勤務している私は，幸か不幸か，この地域（相双地域）に起きた様々な出来事の生き証人となりました。特に，医療分野では当院を除き南相馬市のすべての医療機関が一時休診したため，他人の知りえない院内をはじめ地域医療の混乱，崩壊する様に直接関わっています。いま，振り返ってみると後世に残すべき貴重な体験，様々な出来事，事件が数多く身の回りに生じたことに驚きを覚えます。

　震災直後の3月12日18時25分，政府から20km圏内に避難指示が発令されましたが，原発から23kmに位置する当院でも，病院を休診し避難するか，継続して運営するかが喫緊の課題でありました。避難指示区域ではなくとも，20～30km圏内には屋内退避指示が出されており，また目の前の国道6号線を大挙して避難する車輌を目の当たりにすれば，誰しもこの地域が今後更なる危険に曝されるだろうと感じ，避難を考えざるを得ません。また，3月11日夕刻から3月14日までは，固定電話，携帯電話，インターネットのほとんどが不通であり，国・県はもとより，地域内での意見調整もままなりませんでした。

　震災直後，病院の運営方針は金澤院長と私の2人の間ですべてが決定され，実行されました。当時の行動および決断を振り返ると「融通無碍」ではあり

ましたが「無知」・「無策」であり，今こうして病院が震災前の位置に，ほぼ機能を回復して存続しているのは，ただ単に運が良かったとしか言うことができません。毎年，年に1度の原子力災害対策訓練は行われていましたが，原発安全神話のもと行われる形式的なものに過ぎず，今回の原発災害には全く役に立ちませんでした。実際，福島第一原子力発電所事故直後の3月12日夕刻から自分たちで空間線量および来院者の放射線サーベイを行いましたが，Geiger counter や survey meter の示す値をどう評価し，どう対応するかで意見が分かれ，また当然ながらこれほど大規模な災害に対するマニュアルはなく，方針決定の遅れが震災直後の混乱に拍車を掛けました。3月14日，広島大学原爆放射線医科学研究所教授の細井義夫先生（現東北大学教授）が3号機爆発当日にもかかわらず当院を訪れて，空間線量，放射線汚染に対する指導をいただき，初めてサーベイの数字が有用なものとなりました。

　当院では3月14日の福島第一原子力発電所3号機の爆発事故を契機に職員の自主避難を認めました。翌日集まった職員は1/3程度で，契約業者にいたっては1人の出勤もなく，病院のすべてが自主的に残ってくれた病院職員で運営されることになりました。3月15日には地域の企業活動がほぼすべて中断されて，医薬品や生活必需品，特に食料品とガソリンが底をつきはじめました。物資支援は唯一自衛隊が搬送する水，炭水化物に限られ，このまま病院機能を維持できるのか最も不安に感じた時期でありました。震災後，重症患者および避難を希望しない患者以外は，可能なかぎり転院させていましたが，外来診療の継続と130名程度の入院患者を抱えており，病院職員の疲労と不安は極限に達していました。

　3月18日，当時の防災担当大臣が現地入りし，屋内退避指示区域全域の全入院患者，在宅患者，老健施設入所者の避難が決定されました。当院でも18日夕刻から，入院患者107名を新潟県の各医療施設に転院させるための準備を残った職員が夜を徹して行いました。救急車輌，DMAT 車輌は当地に入らず，自衛隊車輌により50km 離れた川俣高校分校または福島県立医科大学まで搬送され，そこで救急車輌，DMAT 車輌に移し替えられた患者は，そこから100km 以上離れた新潟県の各医療機関に収容されました。3月20日午前9時10分，最後の入院患者をのせた自衛隊の搬送車輌が病院を離れ

ると，入院患者は文字どおり誰もいなくなり，以後約3ヵ月，南相馬市のすべての病院で入院加療ができなくなり，この日を境に当院から多くの医療者が去って行きました。南相馬市という人口7万1千5百人の地方自治体から，当院の外来診療を除き，すべての医療が一時的であるにせよ消滅したのであります。

　原発事故後，南相馬市は政府指示により，避難地域（20km圏内），緊急時避難準備区域（20～30km圏内），政府指示なし（30km圏外）の3つの区域に分断されました。市内居住人口は一時期8500人程度まで減少し，街に人影が途絶えましたが，震災後1ヵ月もたつと，徐々に居住者は増えはじめ，5月8日の南相馬市居住人口調査では2万4千人まで回復しました。当然，医療需要は増え，様々な形で医療も再開しはじめます。6月20日，ちょうど病棟閉鎖より3ヵ月目に緊急時避難準備区域内の入院加療が認められました。いまだ市内の小・中・高校は再開されない混乱の時期でありましたが，医療再開により地域住民からは安堵の声が聞かれました。

　地域社会の復興に伴い，住民からは自分自身の被ばくを把握すること，ならびに地域の除染とその効果は大きな関心事であり，かつ復興には不可欠な事柄でありました。当時，空間線量は測定可能でありましたが，個人の外部被ばくや内部被ばくの測定は全くなされておらず，われわれ医療者は何を基準に放射線被ばくの現状を市民に説明すべきか，その手段を持ちませんでした。震災後4ヵ月，多くの方々の努力により，ホールボディーカウンター（WBC）を鳥取県から借り受けることができました。2011年7月1日，日本最初の地域住民に対する内部被ばく検診が南相馬市立総合病院で始まりました。また，9月には新たなWBCを購入し，内部被ばく検出限界を250Bq/bodyまで引き下げ，本格的な内部被ばく検診が始まりました。

　8月13日，それまで測定した899人のデータを公表しました。生涯内部被ばく線量（預託線量）を計算しても1mSvを超える住民は1人のみであり，ほとんどの住民の内部被ばくは0.1mSv以下でありました。われわれは内部被ばくが予想以上に低い値であったことに喜びを覚え，またこの地域住民の内部被ばくデータは南相馬市で生活を続けることの安全性を担保する重要な

データの 1 つでありました。このデータをもとに東京大学医科学研究所 坪倉正治先生は地域の公民館，集会所，学校などを精力的にまわり，少人数が相手でも積極的に放射線災害についての講義をしています。「問題にならないほどの低線量被ばくである証拠を示しても，住民の理解は得がたい」との葛藤をこらえ，かつほとんど無償で集会所，公民館をまわる彼の真摯な姿には頭が下がり，感動すら覚えます。

　低線量被ばくに対する地域住民の理解がなかなか得られないことを踏まえ，2011 年末には南相馬市立総合病院内で本格的なカウンセリング事業をできないかと考えていました。その中心となるべき人物を捜していましたが，東京大学医科学研究所の中村祐輔教授（現シカゴ大学），同じく東京大学医科学研究所の古川洋一教授，南相馬市医師会長の高橋亨平先生（故人）から日本遺伝カウンセリング学会理事の千代豪昭先生を推薦されました。前お茶の水女子大学教授であり，カウンセリングの大家である千代先生に，全く面識のない私が直接お願いしていいものかどうか迷いましたが，連絡を差し上げると千代先生からは快諾が得られ，ここから当院の「放射線健康カウンセリング」が始まりました。

　2012 年 6 月 22 日の第 1 回準備会議を経て，2012 年 7 月 6 日，第 1 回の「放射線健康カウンセリング」が開催されました。カウセリングのメンバーは千代豪昭先生を室長として，前述の古川洋一教授，千代先生からご紹介いただいた宮城県立こども病院の室月　淳先生（産婦人科部長），震災直後に当地支援をなさった広島大学の細井義夫教授（現東北大学教授），福島県立医科大学の藤森敬也教授（産婦人科），札幌トロイカ病院北川恵以子先生（精神科）と一流の先生方にお集まりいただき，私が病院の窓口となり各先生方の調整とカウンセリング希望者の調整を行い，また看護部長の林　薫，および外来師長の小野田克子をカウンセリング助手として，カウンセリングに立ち会いました。第 1 回目のカウンセラーは北川恵以子先生にお願いし，比較的高線量地域に住む 2 人のクライエントのカウンセリングをお願いしました。カウンセリング時間は 1 人 1 時間を予定していましたが，ときに延長することもあり，放射線健康被害のみならず地域住民の様々な不安を反映したカウンセ

リングとなりました。なお，千代先生には各カウンセリング内容をデータ化する作業も担当していただき，千代先生のご尽力なくしてこのカウンセリング事業は成り立ちませんでした。

　時間の経過とともに被災地住民のニーズは異なってきました。3年が経過した現在も地域住民の最大の関心事は原発事故の収束と地域の除染であることに違いはありませんが，必要以上の不安や風評に惑わされることも少なくなりました。地域の人々は低線量被ばくのリスクや除染の限界を徐々に受け入れ，再び南相馬に定住を求めるようになりました。そのような地域住民の心の動きを反映してか，放射線健康カウンセリングも希望者が少なくなり，2013年4月にその使命を終えています。

　南相馬市の居住人口は2014年2月6日現在，49,726人となりました（南相馬市調べ）。半年前の2013年8月8日の人口と比較すると600人増の微増でありますが，市内の居住人口はプラトーに達した感があります。震災前の人口が71,561人であったことを顧みれば，ほぼ70％の住民が震災および福島第一原子力発電所事故による健康リスクを受け入れ，南相馬市という原発最前線地域に住むことを決めたことになります。しかしながら，一方では30％の住民が放射線リスクや被災による地域社会の崩壊を受け入れず，新しい環境を選択し，新たな人生を送っています。特に，子どもを持つ家庭では放射線リスクを受け入れたとは言い難いです。14歳以下の小児帰還人口は震災前の43％に過ぎず，震災後3年が経過した現在の大きな課題であります。

　今回の放射線マニュアルが，南相馬市立総合病院にて自主的に行われたカウンセリングをもとにしていることは意義深いです。Q&Aに示される質問は南相馬市の住民の声と考えて差し支えないし，その回答は原発被災地を経験した有識者から発せられています。決して机上の空論ではありません。また，カウンセリングから引き出された結論であり，自ずとその答はクライエントとのコンセンサスの上に成り立っています。

　南相馬という原発事故最前線で医療に携わるものとして，放射線被ばくの実態をきちんと把握し，公表する必要性を強く感じるとともに，低線量被ばくである事実を公表しても，地域がそれを安全・安心とするか否かのコンセ

ンサスを得ることに切実な困難さを感じました。壇上講演型の情報公開は，行政や施設間のリスクコミュニケーション形成に有用ではありますが，地域住民間のコンセンサスは得られませんでした。気の遠くなるような努力が必要ですが，一人ひとりに向かい合い，お互いの立ち場を理解し，悩みを共有したうえでのカウンセリングこそ，個人が抱える問題解決の唯一の糸口に思えます。

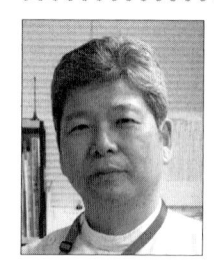

及川友好

1987年 福島県立医科大学卒業，脳神経外科学講座に入局。延髄脳波モニタリングの研究で学位取得。1998年 福島赤十字病院脳神経外科副部長として赴任，2002年 同院放射線科部長を兼任。2007年より南相馬市立総合病院副院長兼脳神経外科科長，2011年から東日本大震災被災地の中核病院として金澤院長と共に復興支援の陣頭指揮。現在に至る。
脳神経外科専門医，福島県立医科大学脳神経外科客員講師，広島大学客員教授

執筆協力者からのメッセージ

震災を乗り越え南相馬で生活するということ

南相馬市立総合病院看護師長
小野田克子

　2011年3月。私は看護師長となり3年目を迎えようとしていました。勤務していた外来は，主任看護師として3年，また入職してすぐの配置が外来で，7年間勤務しました。独身で入職し，結婚し，子育てをした，これまでの私の看護師人生の多くを過ごした場所でもあります。だから外来には，どこか愛着があり，20年来の通院患者とは，お互い顔を見て笑顔を交わすだけで，辛いことや困難なことがあっても「何とか頑張ってみよう」という力が湧きました。

　しかし，看護師長として勤務する外来の日々は，看護実践だけではなく，もちろん看護管理という重要な業務があるわけで，自分の思うような外来看護ができないことに落ち込み，看護師長として3年目をどう迎えようかと悩み，正直逃げ出したい気持ちでいっぱいでした。そんなときの東日本大震災・原発事故でした。

　地震発生時，私は病院にいませんでした。いつものように毎週金曜日は，夕方からの呼吸器外来を担当するため，一時帰宅しなければなりません。昼食も取らずに，午前中の消化器外来診療介助を終え，慌ただしく病院を後にしました。「いつものこと」になっているこの現状にため息をして。この帰宅途中の道路で，今までにない揺れを感じ，恐怖で胸がいっぱいになり，まず「子どもたちは無事だろうか？」と思いました。しかし，私は子どもたちのもとではなく，今ため息をつきながら出てきた病院に向かっていました。

　何がそうさせたのでしょうか。1000日経った今でも，はっきりと言える理由がありません。ただあの瞬間，私自身がそう決め，その決定に従って，

175

これまで何とか自分自身の「役割」を頑張ってきたように思います。

震災当日は，まさに未曾有の事態と多くの困難を体験しました。原発事故は，今までつないできた事柄や人間関係を分断し，そして何より私にとっての「大事なもの」を明確にしました。『子どもたちさえ助かれば，私はどうなってもいい』本当にそんな究極の感情を体験しました。

しかし，このような状況でも，私は何とかこの地，南相馬で，看護師として，母親として，妻として頑張って生活してきました。震災当日の自分の意思決定の理由を言えませんが，頑張れた理由は言えます。それは，人と人の絆や信頼を感じることで，その困難を乗り越えていけるということ。そして，家族がお互いの思いや大事にしていることを，一番の理解者として応援し続けていけること。これが震災1000日を，この「南相馬の生活者」として迎えた私が言えることです。このような気持ちになれたのは，あの日から今日まで，多くの方々が支援と温かい心を寄せ続けてくださっていることを，日々体感できたからだと思っています。

また，震災後の混乱の中から，カウンセリング外来という新たな事業に携わることができました。このカウンセリング外来は，全国の専門の医師たちがチームとなり，強力な支援をしてくださることで実現した「今までにない」外来です。正直，看護師の人員が充足されない状況でありながら，救急外来患者は増加するという現状で，新たな外来の運営は厳しいこともあり，看護部長自らも陪席者として参加することでなんとか開始できるという体制でありました。当時は，私たち医療従事者は，放射線に関する正しい知識が徐々に増えてきたこともあり，もしもの時の避難に対する不安は軽減し，仕事に集中できるようになっていました。しかし，いざ「家族で生活をする」ということになると，1つの不安が解消しても，また生活する中で次から次と別の不安が出てきます。そして，不安内容も各個人の生活背景や家族構成によって違いが感じられた時期であったように思います。

そのような住民の個々の不安に寄り添い，正しい知識を得ることによって，それぞれが今後の生活について，納得のいく判断をしてもらうことが最大の目的であると理解すればするほど，私は，片手間でやらなければならないカウンセリング外来の陪席者として，十分な役割が果たせるのだろうか不

安でした。

　実践においては，記憶の奥にあった保健学科での学びとこれまでの看護師としての経験だけが頼りでした。陪席者としてクライエントを受け入れ，カウンセリング前の相談内容の確認や思いを把握し（プレカウンセリング），陪席し（医師のICに同席するような気持ちで臨んだ），応援医師へは当地域の特徴や生活背景，地理関係などを説明し，クライエントを帰りには玄関まで見送り「これからも一緒に考えていきます」という思いを伝えて，必ず笑顔で送り出すことを経験するうちに，患者ではないけれど，看護師として関わる重要な役割がここにもあることを実感することができました。

　また，クライエントが必ず「看護師さんもずっとここにいたの？」「不安はない？」と共感を求められ，時には陪席中にクライエントの相談内容に一緒に涙してしまうこともあり，陪席者でありながら，このカウンセリング外来において，私自身も多くのことを考えさせられました。そして，支援の医師からも，「これからはこの地域がどこよりも自分の健康管理ができる地域になれる可能性がある」と常に未来を考えられる言葉をいただいていました。

　このことが，体制が不十分な状況や人員不足などの混乱期においても，日々の看護を前向きに捉え，住民とともに生活するものとして「今やれることをやろう」という意欲につながっていたと思います。

　現在カウンセリング外来は，希望者がいるときのみ当院の担当医師が個別に対応しており，看護師の陪席もない状態です。しかし，日々の外来において「患者の思いに寄り添う看護を実践しよう」とスタッフ一同まだまだ不十分ではありますが，努力は継続しています。今後は，患者だけが対象ではなく，地域住民の健康管理について，療養指導を含め，外来看護の専門性を発揮できるような環境整備も検討していけたらと思っています。

　あの日カウンセリングで，わが子の異常行動に悩み，南相馬に戻ろうか，自分の判断が間違っていたのかと悩んでいた親子は，今では元気に南相馬で幼稚園に通っている様子を聞くとホッとします。

　これからも，私は，南相馬の生活者として，住民とともに多くの「思い」を共有し，半歩だけ先を行く医療従事者として，子どもたちの未来を応援していけるようなそんな役割を果たせるようになりたいと思います。

私という小さな存在も，看護師という役割をいただくことで，少しは価値のある存在になれるかもしれないと思うからです。
　これからもこの役割を大切にしていきたいと思います。

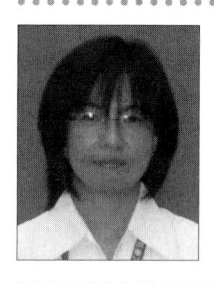

小野田克子

1989 年 国立療養所山形病院附属看護学校卒業，1990 年 福島県立総合衛生学院卒業，看護師・保健師。自治医科大学附属病院を経て 2003 年より原町市立病院。南相馬市立総合病院外来師長として林　薫看護部長とともに放射線健康カウンセリング外来を担当。

あとがき・謝辞

　本書を発行するにあたって，各方面の多大な援助がありました．謝辞の意も込めて，本書を編纂するに至った経過を報告させていただき，「あとがき」に代えたいと思います．

　2011年3月11日に発生した東北大震災は原子力発電所の事故を誘発し，全国民に深刻な不安を引き起こしました．小生が所属していた日本遺伝カウンセリング学会では直ちに理事長（当時は信州大学の福嶋義光教授）がメールにより理事会・評議員会に「私たちの学会で何か支援活動はできないだろうか」と呼びかけました．当時，理事だった小生は「現地の医療従事者向けの放射線被ばくに関する対応マニュアルの作成」と「現地住民へのカウンセリング活動」の案を提出しました．理事の間で検討した結果，「とりあえず，すぐできることとしてマニュアルの作成にとりかかろう」と話がまとまりました．小生は放射線防護医学には全くの素人ですが，兵庫医科大学遺伝学教室時代に細胞遺伝学の研究者として恩師古山順一先生の指導下で国の広島・長崎の被爆者調査（染色体分析による被ばく線量の推定研究）に参加したり，非破壊検査における被ばく事故裁判のお手伝いをした経験がありました．また，わが国の医療従事者教育（特に看護教育）で「被ばくと健康」についてほとんど教育がなされていないのを疑問に思い，長年にわたって看護教育や遺伝カウンセラー教育の現場で被ばくに関する教育を行ってきた経験がありました．このような背景から，まず小生にたたき台となる原稿を作ってほしいと理事長から依頼され，事故から2週間目には粗原稿ができ上がりました．もとより原発事故は未体験の領域ですし，大学を定年退職した後で資料が散逸していたため，内容的には自信がありませんでしたが，福嶋理事長や高田史男（北里大学教授）理事から「急いで配布することが先決．拙速でもかまわない」と励まされ，放射線医学総合研究所の島田義也先生に内容を急いでチェックしていただき，学会の会計担当の兵庫医科大学の玉置知子教授に原稿を送りました．玉置教授が自らレイアウトから印刷まで超特急で指揮していただいた結果，事故発生から約1ヵ月後には2000部（非売品）を地

域に発送することができました．その後，NPO法人遺伝カウンセリング・ジャパン（代表：お茶の水女子大学 室伏公子教授，事務担当：滝澤公子先生）が全文をホームページに掲載してくださいました．この時，内容的な間違いや不適切な個所について，京都大学の武部　啓教授や，近畿大学の藤川和夫教授・巽　純子先生，その他多くの方から貴重なご指摘をいただき，恥ずかしい間違いをかなり修正することができました（低線量被ばくについては専門家でも意見が分かれる課題もあり，医師の立場から専門家の指摘をどうしても受け入れられない個所もありました）．すでに事故から3年経過した現在ですが，事故直後の予測や対応はそれほど大きく外れてはいなかったと自負しています．また，その後に現地で支援活動されている複数のNPOの皆さんとお会いする機会も多かったのですが，「大変役に立っている」と言われたこともうれしく思っています．この対策マニュアルも私たちの初期事故対応の記録の1つですので，関係者の了解を得て，本書に添付することにしました．

　次の対応の1つとして，「被ばく不安におびえる住民へのカウンセリングの実施」があります．かつての阪神大震災で当時勤務していた大阪府立看護大学の救援チームの立ち上げと指揮をした経験から，大規模災害の現地の状況は容易に想像できました．被ばくによる住民不安に対応するためには，受け入れていただく現地拠点が必要になります．このような時にNHKの報道番組で故 高橋亨平先生の産科医院が，線量が高い南相馬市で唯一の医療機関として活動していることを知りました．たまたま仙台で被ばくカウンセリングの講演を頼まれたのですが，いわき市で医療活動をされていた菅原延夫先生（臨床遺伝専門医）が高橋亨平先生と親しいことを知り，仲介をお願いしました．電話で高橋先生から了解をいただき，すぐに南相馬に出発しました．すでに事故から3ヵ月が経過していました．西宮からの往復2000kmはキャンピングカーを利用し，南相馬「道の駅」に車を置いて活動しました．当時，道の駅は災害復興支援拠点としていち早く修復され，自衛隊や警察の車両で一杯でした．2011年の秋までは，何度か高橋亨平先生の診療所の一角をお借りして被ばくカウンセリングの貴重なパイロットスタディを体験させていただきました．このような時に，日本人類遺伝学会理事長（当時）の

中村祐輔先生と東京大学医科学研究所の古川洋一教授から，「南相馬市立総合病院の再開に伴い，被ばく不安に悩む住民を対象とした外来部門を設置したい。ついてはプランニングをお願いできないか」との依頼が舞い込みました。当時，南相馬市の医師会長だった故 高橋亨平先生の薦めもあり，「放射線健康カウンセリング外来」を立ち上げることになりました。市立総合病院では厳しいマンパワー不足の中，金澤幸夫院長や及川友好副院長をはじめ，林看護部長や小野田師長が全面的にサポートしていただいたこと，全国各地から古川洋一先生（東京大学医科学研究所，がん専門医・外科医）をはじめ，放射線防護医学の専門家である細井義夫先生（東北大学教授，当時は広島の放射線影響研究所），産婦人科医の室月　淳先生（宮城県立こども病院，東北大学教授），産婦人科医の藤森敬也先生（福島医科大学教授），精神科医の北川恵以子先生（札幌トロイカ病院）が私たちの趣旨に賛同してチームに加わりました。以後の経過は本文に紹介してあります。

　最後に本書を制作・出版するにあたっての事情に触れておきます。私たちの仕事は不安対策の初期対応に位置づけられます。初期対応の目的は「とりあえず目の前の住民の不安に対応し，正常な社会生活に復帰させる」ことを最優先します。いわば非常時対応です。被ばくの医学的な評価も安全率など，平時の基準とは異なります。医師として健康被害発現の防止は最優先しますが，その判断はぎりぎりの線で個別に判断しなくてはなりません。一方，長期的対応は健康政策の一環として公平性・有効性・社会秩序など社会的視野にたった復興対策と連繋しながら進めていかねばなりません。長期対応では被ばくの安全性についての基準も非常時とは異なります。私たちは政治的・学問的中立性を堅持しながら活動を行ってきたつもりですが，被ばくと健康障害の間には専門家でも異なる意見が多くあります。国の政治的方向性も無視できません。すでに事故から3年が経過し，すでに長期的な対応が行政を中心に開始されています。市立病院の先生方や，私たちのチームに参加してくださった先生方の中にはすでに公的立場で健康政策のチームとして活動されている先生もいらっしゃいます。このような長期的対応が始まっている現時点で事故直後の住民との対応記録の一部を公表する点について，読者に誤解を生むのではという意見もありました。しかし，貴重な体験を記録に残

すことは医療従事者の責務でもあります。このような背景から小生が代表となり，その責任のもとに，主な読者としては医療従事者を対象とした「住民の被ばく不安に対する初期対応記録」という形で関係者の皆さんに執筆をお願いした経過があります。また，私たちが活動した南相馬市立総合病院では住民の内部被ばくをチェックするために早期にWBC（ホールボディカウンター）を自治体で購入，設置しました。この立ち上げから運用まで精力的に支援された新進気鋭の研究者・坪倉正治先生（東京大学医科学研究所，南相馬市立総合病院非常勤医師）には本書の中核となるQ&A集を通読していただいたうえで貴重なご意見をいただきました。紙面を借りて心から感謝いたします。本書の制作・出版にあたってはメディカルドゥの大上　均さん（社長取締役）がこのあたりの事情をよく理解していただき，出版計画をすすめていただきました。

　南相馬の保健所の皆様や，現地で支援活動をしていたNPOの皆様など，まだまだ紙面に書ききれないほど多くの方々の援助により，私たちの活動や本書の出版が実現したことを報告し，皆様に謝意を表明することであとがきに代えさせていただきたいと思います。

2014年3月

千代豪昭

■南相馬道の駅に駐車した愛車

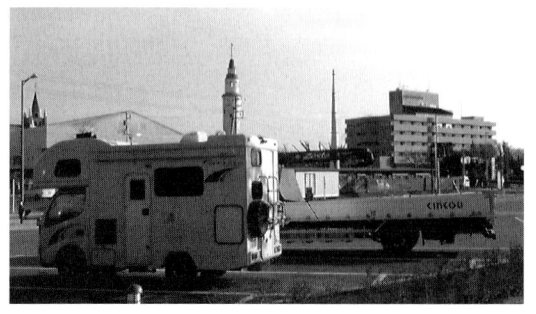

南相馬道の駅に駐車した愛車。右後方が南相馬市立総合病院。病院のすぐ左に建った細長い塔は「原町無線塔」を模したミニチュア記念塔。道の駅の敷地には当時アジア最大の200m無線塔があり，1923年9月1日に発生した関東大震災の第一報を世界に向けて発信したことで有名。穏やかな風景ですが，病院の向こう側から海岸にかけては津波で壊滅状態です。災害発生から1年あまりは道の駅は災害復興の拠点として利用され，駐車場は自衛隊と警察車両で一杯でした。

索 引

索引

数字
2次被ばく ………………………………… 85
2次放射線 ………………………………… 84
2動原体 …………………………………… 92

D
DS02 ……………………………………… 83

I
ICRP ……………………………………… 90
ICRPによる線量限度 …………………… 91
ICRPの妊婦管理基準 …………………… 95
ICRPやBEIRのレポート ……………… 48

L
LNT仮説 ………………………………… 44

N
NPO ……………………………………… 18

P
POS記録 ………………………………… 30
POSシステム …………………………… 64
POS（問題解決型システム） …………… 29
PTSD ……………………………… 19, 116

あ
アセスメント …………………………… 67
安全神話の押し売り …………………… 46
安全の押し付け ………………………… 48

い
医師による健康カウンセリング ……… 26
いじめ …………………………………… 115
一時的不妊 ……………………………… 110
一般公衆の年間被ばく線量限度 ……… 42
一般公衆の平時の人工放射線による
　　　被ばく線量限度 ………………… 90
遺伝カウンセリングの進め方 ………… 35
遺伝子突然変異 ………………………… 93
遺伝的影響 ………………………… 87, 110

医療被ばく ………………………… 84, 90, 117
医療被ばくの影響 ……………………… 96

え
永久不妊 ………………………………… 110

お
汚染物質の堆積 ………………………… 82
オックスフォード調査 ………………… 102

か
解決困難な問題 ………………………… 54
外部被ばく ………………………… 80, 88
外部被ばく線量 ………………………… 90
カウンセラーに対する依存性 ………… 38
カウンセラーの基本的対応 …………… 56
カウンセラーの基本的態度 …………… 34
カウンセラーの自己一致 ………… 43, 50
カウンセラーの自己不一致 …………… 56
カウンセリング契約 …………………… 47
カウンセリング契約を解除 …………… 56
カウンセリングの修正 ………………… 65
カウンセリングの進め方 ……………… 35
カウンセリングの方法 ………………… 34
科学情報の提供 ………………………… 51
確定検査 ………………………………… 98
確定的影響 ………………… 90, 94, 109
確率的影響 ……………………………… 109
過激な反原発運動 ……………………… 46
画像診断（胎児ドック） ……………… 98
家族計画 ………………………………… 92
カプランの危機感展開理論 …………… 23
カリウム40 ……………………………… 112
環境線量 ………………………………… 52
ガンマ線 …………………………… 81, 84

き
危機介入 …………………………… 21, 56
危機感 …………………………………… 60
危機感のレベル ………………………… 39
客観データ（基礎データ） …………… 67

184

急性放射線障害 ･････････････････ 84, 85
境界領域 ･････････････････････････ 39
共感的 ･･･････････････････････････ 38
共感的態度 ･････････････････････ 35, 47
共感的に傾聴 ･････････････････････ 72
共感的に対応 ･････････････････････ 53
居住空間の被ばく線量 ･･････････ 118
拒否 ･･･････････････････････････ 45, 56
拒否的態度 ･･･････････････････････ 37
記録の共有 ･･･････････････････････ 30
緊急避難 ･････････････････････････ 21

く
空間線量率 ･･･････････････････････ 80
空中線量 ･････････････････････････ 49
組み合わせ検査 ･･･････････････････ 98
クライエント中心型のカウンセリング
　　　･･････････････････････････････ 64
クライエントの行動変容 ･････････ 53
クライエントプロフィール ･････ 69
クワトロマーカー検査 ･･･････････ 97

け
傾聴 ･･･････････････････････････ 26, 60
権威に対する不信感 ･････････････ 46
健康調査プログラム ････････････ 104
原子爆弾 ･････････････････････････ 83

こ
甲状腺がん ･･･････････････････ 100, 101
甲状腺等価線量 ･･････････････････ 100
甲状腺の超音波検査 ････････････ 101
行動変容 ････････････････････ 50, 51, 65
交絡因子 ･････････････････････････ 92
高齢出産 ･････････････････････････ 96
高齢妊娠 ･････････････････････････ 99
コーディネート作業 ･････････････ 30
国際放射線防護委員会（ICRP）･････ 110
固形がんのリスク ･･････････････ 101
好ましくない選択 ･･･････････････ 55

さ
罪悪感 ･････････････････････････ 113
最初の出会い ････････････････････ 36

し
次回の予約 ･･････････････････････ 61
しきい線量 ･･････････････････････ 88
しきい値 ･･････････････････････ 90, 94
自己一致 ････････････････････････ 57
自己学習 ････････････････････････ 65
自己確立 ･･････････････････ 26, 38, 43, 58
自己決定 ･･････････････････････ 43, 50
自己対処機制 ･･･････････････････ 56
自己不一致 ･････････････････････ 57
指示的カウンセリング ･････････ 56
指示的行為 ･･････････････････ 41, 57
指示的な介入 ･･･････････････････ 55
自然界の放射線 ･････････････････ 103
自然放射線 ･････････ 52, 84, 103, 112, 117
実効線量（$\mu Sv/h$）･･････････ 81, 90
実効線量係数 ･･･････････････････ 112
実行預託線量 ･･･････････････････ 108
実存主義的カウンセリング ････ 114
社会的支持 ･･･････････････ 55, 56, 58
終了のタイミング ･･･････････････ 30
主観的データ ･･･････････････････ 66
出生前診断 ･･･････････ 94, 96, 97, 99
受容的態度 ･･････････････････････ 47
照射線量：クーロン/kg ････････ 81
小頭症 ･････････････････････････ 110
小児がんの子どもたちの研究 ･･ 102
小児がんの年間推定罹患率 ････ 103
小児甲状腺がん ････････････････ 101
小児の甲状腺被ばく量の計測 ･･ 81
小児白血病 ････････････････････ 101
初回のカウンセリング ･････････ 39
初期流産胎児 ･･･････････････････ 95
職業被ばく ･････････････････････ 91
職業被ばく線量限度 ･･･････ 42, 90
除染 ･･････････････････････････ 118
自律的な決断 ･･･････････････････ 39

索引

人格障害 …………………………………… 39
新型出生前診断（NIPT）…………………… 98
神経管異常のスクリーニング ……………… 97
新生児にみられる染色体異常 ……………… 92
身体症状や精神医学的な症状 ……………… 39

す
水素爆発 …………………………………… 85
スーパービジョン ……………………… 30, 65
スクリーニング検査 ……………………… 98
ストロンチウム …………………………… 108
スリーマイル原発事故 …………………… 21

せ
生活習慣と放射線被ばく ………………… 52
性差 ………………………………………… 93
生殖細胞系列の突然変異 ………………… 93
生殖腺への影響 …………………………… 95
生物学的半減期 …………………………… 109
積算被ばく線量 ……………………… 42, 94
積算被ばく量 ……………………………… 85
セシウム ……………………………… 85, 105
セシウム 137 ……………………………… 112
絶対過敏期 ………………………………… 90
染色体異常 …………………………… 91, 95
染色体異常症 ……………………………… 95
染色体突然変異 …………………………… 92
先天異常 …………………………………… 94
先天異常の発生頻度 ………………… 93, 96
先天異常モニタリングシステム ……… 97
線量計 ……………………………………… 81
線量率効果 ………………………………… 83

そ
相対的なリスク …………………………… 53
「相談」と「カウンセリング」…………… 40

た
胎芽形成 ……………………………… 90, 94
第五福竜丸事件 …………………………… 85
体細胞系列の突然変異 …………………… 93

体細胞の染色体突然変異 ………………… 95
胎児の well being ………………………… 98
胎児の実効線量 …………………………… 90
太平洋で核実験 …………………………… 97
ダウン症の出生率 ………………………… 92
ダウン症の発生率 ………………………… 97
多臓器不全 ………………………………… 85
短期障害発現量 …………………………… 85
短期的影響 ………………………………… 84
男性不妊 …………………………………… 110

ち
チーム対応 …………………………… 29, 64
チェルノブイリ原発事故 ………… 97, 100
地区担当保健師が同伴 …………………… 61
致死効果 …………………………………… 83
中性子線 ……………………………… 84, 85
中立的立場 ………………………………… 114
中立的な対応 ………………………… 46, 72
超音波検査法 ……………………………… 101
直線閾値なし仮説（LNT 仮説）………… 88

て
定期的な内部被ばく検診 ………………… 111
低線量被ばく（100mSv/y 以下）
　………………………… 44, 82, 88, 92, 95
ディベート ………………………………… 47

と
等価線量 …………………………………… 81
淘汰機構 ……………………………… 92, 95
突然変異量 ………………………………… 83
トリプルマーカー検査 …………………… 97

な
内部被ばく ………… 49, 87, 97, 105, 118
内部被ばく検診 …………………………… 107
内部被ばく測定 …………………………… 111
内部被ばくの検査 ………………………… 120
内部被ばく量（実効線量）……………… 106

索引

内部被ばくを起こす放射性同位元素 ……………………………………… 105
ナラティブカウンセリング ……… 58
ナラティブ技法 ………………… 72
ナラティブ技法の被ばくカウンセリング
　　への応用 ……………………… 59

に
日常生活の健康習慣 …………… 118
尿中のセシウム量 ……………… 107
妊娠期間の積算被ばく量 ……… 91
妊娠中絶の理由 ………………… 91
妊娠中の被ばく ………………… 88
妊婦の年齢的な要因 …………… 96

ね
年間自然放射線被ばく量 ……… 90
年間積算被ばく線量（mSv/y）…… 82

は
配偶子形成 ……………………… 93
配偶子形成過程 ………………… 95
配偶子（精子，卵）…………… 91
配偶子の染色体異常 …………… 92
パイロットスタディ …………… 24
発がんのリスク ………………… 89
パニックコントロール ………… 21
母親の出産年齢 ………………… 92
阪神・淡路大震災 ……………… 18

ひ
東日本大震災 …………………… 18
被災地の育児環境 ……………… 116
非指示的カウンセリング ……… 42
被ばくカウンセリング ………… 22
被ばく状況の聴き取り ………… 37
被ばく線量（外部線量と内部線量）
　　……………………………… 52, 89
被ばく不安 ……………………… 26
被ばく不安に向けたカウンセリング
　　……………………………………… 22

広島・長崎の原爆被爆者の大規模な
　　追跡調査 …………………… 102
広島・長崎の被爆者の遺伝的影響 … 110

ふ
ファイルメーカー ……………… 66
「不安」の進行仮説 …………… 23
不安の評価 ……………………… 30
風評 …………………………… 18, 87
風評の影響 ……………………… 46
復帰願望 ………………………… 58
物理学的半減期 ………………… 109
分割照射 ………………………… 83

へ
閉鎖的な質問 …………………… 37
ベクレル数 ……………………… 112

ほ
包括的に診断 …………………… 30
放射性カリウム ………………… 108
放射性セシウム ………… 80, 106, 108
放射性ヨウ素 …………… 80, 85, 106
放射線健康カウンセリング室 … 27
放射線適応応答 ………………… 83
放射線に関する情報提供 ……… 54
放射線防護医学 ………… 20, 45, 83
ホールボディーカウンター …… 105
保証を求めるクライエント …… 53
母体血清マーカー検査 ………… 97
母体年齢効果 ………………… 92, 93
母乳中に含まれる放射性物質 … 119
母乳の安全性とメリット ……… 120
ポロニウム ……………………… 108

め
メルトダウン …………………… 85

も
網糸期 …………………………… 93

187

■索 引

ゆ
勇気づけ ……………………………… 54

よ
「良いと思われる選択」を支持 ……… 54
羊水検査 ……………………………… 98
陽性的中率 …………………………… 98
預託線量（預託実効線量）………… 110

り
流産機構 ……………………………… 95

臨
臨界事故 ……………………………… 85
臨床遺伝専門医 ……………………… 34

る
累積被ばく線量 ……………………… 87

ろ
ロジャース …………………………… 57
ロジャースのカウンセリング理論 … 41

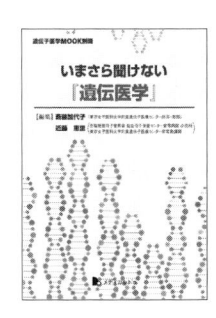

遺伝子医学MOOK 別冊
いまさら聞けない『遺伝医学』

好評発売中

編集：斎藤加代子（東京女子医科大学附属遺伝子医療センター 所長・教授）
　　　近藤　恵里（恩賜財団母子愛育会 総合母子保健センター愛育病院 小児科／東京女子医科大学附属遺伝子医療センター 非常勤講師）

定価：本体　3,700円＋税、B5判、200頁

はじめに
1. 遺伝カウンセリングにおける再発率の推定
2. 臨床細胞遺伝学
3. 形態形成の異常と臨床遺伝学
4. 遺伝性不整脈の遺伝医学
5. 神経変性疾患の遺伝医学
6. 小児期発症の神経筋疾患の遺伝医学
7. 多因子疾患を理解するにはどうしたらよいの？
8. エピジェネティクス，基本を教えて
9. がんのゲノム医学入門
10. 遺伝子検査って，どこでやっているの？
11. ゲノム薬理学は臨床でどのように使われているのか？
    1) がん治療では？
    2) 関節リウマチ治療では？
12. 次世代シークエンサー入門
13. 生命科学データベース統合化の現状と活用法
14. 着床前診断，どこまでできて，どこからできないの？
15. 母体血胎児染色体検査と遺伝カウンセリング
16. iPS細胞（幹細胞）を用いる医療の近未来
17. 英語論文の発表まで：投稿者として，編集者として
おわりに

お求めは医学書販売店、大学生協もしくは弊社購読係まで

発行／直接のご注文は

株式会社 メディカルドゥ

〒550-0004
大阪市西区靱本町 1-6-6　大阪華東ビル 5F
TEL.06-6441-2231　FAX.06-6441-3227
E-mail　home@medicaldo.co.jp
URL　http://www.medicaldo.co.jp

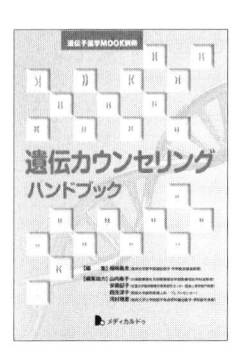

遺伝子医学MOOK 別冊　**好評発売中**

遺伝カウンセリング ハンドブック

編　　集：福嶋義光（信州大学医学部遺伝医学・予防医学講座教授）
編集協力：山内泰子（川崎医療福祉大学医療福祉学部医療福祉学科准教授）
　　　　　安藤記子（北里大学薬学部薬学教育研究センター医療心理学部門助教）
　　　　　四元淳子（昭和大学病院産婦人科／ブレストセンター）
　　　　　河村理恵（信州大学大学院医学系研究科遺伝医学・予防医学講座）

定価：本体 7,429円＋税、B5判、440頁

● 総論
1. 遺伝カウンセリングの歴史
2. 遺伝カウンセリング概論
3. 遺伝カウンセリングに関わる職種
4. 遺伝カウンセラーと生命倫理学の学習
5. 遺伝カウンセリングに関係するガイドライン（種類と概要）
6. 遺伝情報の特殊性

● 基礎編
1. 情報収集（4編）
2. 遺伝医学的判断と情報提供（9編）
3. 遺伝カウンセリングに必要な臨床遺伝学の基礎（25編）
4. リスクの推定と情報提供（3編）
5. 遺伝学的検査と結果開示（12編）
6. 心理社会的アセスメント（11編）
7. フォローアップとマネジメント（8編）
8. カンファレンスと情報管理（8編）
9. 遺伝カウンセリングスキルと技術（19編）
10. 遺伝医療の発展（4編）

● 応用編
1. 遺伝カウンセリングのポイント
    1) 治療・予防方法のない成人発症疾患：筋強直性ジストロフィー、エーラスダンロス症候群
    2) 家族性腫瘍の遺伝カウンセリングのポイント
    3) 染色体異常症：ダウン症候群
    4) 治療・予防方法のない小児期発症疾患：デュシェンヌ型筋ジストロフィー
    5) 治療・予防方法のある小児期発症疾患：先天代謝異常症・内分泌疾患・難聴
    6) 発症時期や臨床症状が多様な疾患：多発性内分泌腫瘍症
    7) 多因子遺伝：口唇裂・口蓋裂
    8) 精神疾患
    9) 薬理遺伝学の実際
    10) 近親婚と遺伝カウンセリング
    11) 周産期：NTなど、超音波検査で異常が見つかった場合
    12) 高齢妊娠の遺伝カウンセリング
2. 今後の遺伝カウンセリング
    1) DTC genetic testing（遺伝子検査ビジネス）
    2) 予想外の結果を得られた場合：次世代シークエンス

● 資料編
1. 三次遺伝カウンセリング施設一覧
2. 臨床遺伝専門医の所属先一覧（二次・三次遺伝カウンセリング施設）
3. 遺伝カウンセリング関連ホームページ
4. 関連学会（遺伝カウンセリングを含む）
5. 臨床遺伝専門医資格取得法, 認定遺伝カウンセラー資格取得法
6. 当事者団体, サポートグループ：患者会における遺伝カウンセラーの関わり
7. ガイドライン：世界医師会、ユネスコ、WHO、3省指針、10学会、医療者、DTC 他
8. 遺伝学的検査の整理 - 保険／保険外, 診療／研究別の指針・法令, 経費負担, 結果の把握 -
9. 染色体核型記載法
10. 家系図記載法
11. Dysmorphology学（見方・記録方法として）
12. 遺伝カウンセリング記録（例）
    (1) お茶の水女子大学
    (2) 京都大学
13. 発生の図
14. 妊娠週数, 母体保護法（関連部分抜粋）
15. 心理検査・評価尺度
16. 遺伝カウンセリングに役立つ成長曲線
17. 医療・福祉制度
18. 関連書籍
19-1.「医療における遺伝学的検査・診断に関するガイドライン」（2011年2月）（日本医学会）
19-2.「医療における遺伝学的検査・診断に関するガイドライン」Q&A（日本医学会）

お求めは医学書販売店、大学生協もしくは弊社購読係まで

発行／直接のご注文は
株式会社 メディカルドゥ

〒550-0004
大阪市西区靱本町1-6-6　大阪華東ビル5F
TEL.06-6441-2231　FAX.06-6441-3227
E-mail　home@medicaldo.co.jp
URL　http://www.medicaldo.co.jp

好評発売中

遺伝子医学 MOOK
25号 エピジェネティクスと病気

監 修：佐々木裕之（九州大学生体防御医学研究所エピゲノム制御学分野教授）
編 集：中尾　光善（熊本大学発生医学研究所細胞医学分野教授）
　　　　中島　欽一（九州大学大学院医学研究院応用幹細胞医科学部門教授）
定 価：本体 5,333 円＋税
型・頁：B5判、288頁

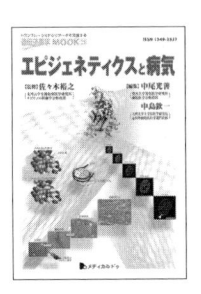

遺伝子医学別冊
遺伝子医学の入門書
これだけは知っておきたい
遺伝子医学の基礎知識

監 修：本庶　佑（京都大学大学院医学研究科教授）
編 集：有井滋樹・武田俊一・平井久丸・三木哲郎
定 価：本体 3,800 円＋税
型・頁：B5判、320頁

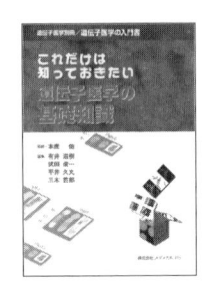

遺伝医療と倫理・法・社会

監 修：福嶋 義光（信州大学医学部遺伝医学分野教授）
編 集：玉井真理子（信州大学医学部保健学科助教授）
定 価：本体 3,238 円＋税
型・頁：A5判、220頁

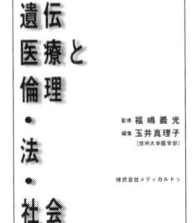

お求めは医学書販売店、大学生協もしくは弊社購読係まで

発行／直接のご注文は
株式会社 メディカルドゥ

〒550-0004
大阪市西区靭本町 1-6-6　大阪華東ビル 5F
TEL.06-6441-2231　FAX.06-6441-3227
E-mail　home@medicaldo.co.jp
URL　http://www.medicaldo.co.jp

■ 編集・著者プロフィール

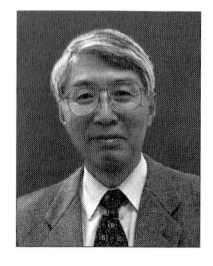

千代豪昭（ちよ　ひであき）

元 南相馬市立総合病院放射線健康カウンセリング外来室長
クリフム夫律子マタニティークリニック臨床胎児医学研究所
兵庫医科大学遺伝学講座特別招聘教授

＜略歴＞

1971年　大阪大学医学部卒。神奈川県立こども医療センター遺伝染色体科で小児科医として活動後，兵庫医科大学遺伝学講座，西ドイツキール大学小児病院細胞遺伝，金沢医科大学人類遺伝学研究所臨床部門主任を経て大阪府立看護大学（学部・修士・博士課程）において医療概論・公衆衛生学・生命科学・生命倫理学を講義。2006年からお茶の水女子大学大学院遺伝カウンセリングコース（修士・博士課程）にて臨床遺伝学・遺伝カウンセリング学を講義しながら日本遺伝カウンセリング学会/日本人類遺伝学会が共同で立ち上げた遺伝カウンセラー制度委員会委員長として認定遺伝カウンセラーの養成と制度化を担当。

定年退職後に福島の支援活動。2012年より南相馬市立総合病院放射線健康カウンセリング外来室長。

現在はクリフム夫律子マタニティークリニックで出生前診断の遺伝カウンセリングに従事。

臨床遺伝専門医・指導医。

専門：人類遺伝学，先天異常の疫学，遺伝カウンセリング学

■ 執筆協力者

古川洋一（東京大学医科学研究所臨床ゲノム腫瘍学分野教授）
室月　淳（宮城県立こども病院産科部長
　　　　　　東北大学大学院医学系研究科先進成育医学講座胎児医学分野教授）
及川友好（南相馬市立総合病院副院長）